本书由上海开放大学"上海养老服务人才队伍建设"项目资助出版

上海养老服务人才队伍建设系列丛书

老年综合征健康照护

指导手册

主 审 毕晓莹

主 编 张玲娟 王松华 生 晶

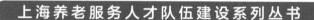

U0258201

复旦大学出版社

图书在版编目(CIP)数据

老年综合征健康照护指导手册/张玲娟,王松华,
生晶主编.--上海:复旦大学出版社,2024.11.
ISBN 978-7-309-17750-3

Ⅰ.R473.59−62

中国国家版本馆 CIP 数据核字第 2024XQ3504 号

老年综合征健康照护指导手册

张玲娟　王松华　生　晶　主编
责任编辑/刘　冉

复旦大学出版社有限公司出版发行
上海市国权路 579 号　邮编:200433
网址:fupnet@fudanpress.com　http://www.fudanpress.com
门市零售:86-21-65102580　团体订购:86-21-65104505
出版部电话:86-21-65642845
上海丽佳制版印刷有限公司

开本 787 毫米×1092 毫米　1/16　印张 12.75　字数 222 千字
2024 年 11 月第 1 版
2024 年 11 月第 1 版第 1 次印刷

ISBN 978-7-309-17750-3/R·2136
定价:68.00 元

编委会

施玲丽　海军军医大学第一附属医院
钱　皎　海军军医大学第一附属医院
徐　菲　海军军医大学第一附属医院
翁艳秋　海军军医大学第一附属医院
陶　红　海军军医大学第一附属医院
黄佳露　海军军医大学第一附属医院
曹　洁　海军军医大学第一附属医院
彭　琳　海军军医大学第一附属医院
王　欢　上海开放大学
应一也　上海开放大学
张　令　上海开放大学
叶柯挺　上海开放大学
姚佳含　上海开放大学
侯劭勋　上海开放大学
都晓琴　上海开放大学
黄　娟　上海开放大学

插　图　王　均　海军军医大学第一附属医院

序

当今社会,随着中国老龄化进程的加速,老年人照护问题已经成为一个不可忽视的社会现实。截至 2023 年底,全国 60 岁及以上老年人口数量已高达 2.96 亿,占总人口的比重攀升至 21.1%,老龄化社会已然到来。随之而来的是亿万老人的养老问题,能否实现老有所养、老有所依,是民生幸福的底色,也检验为民服务的成色。

为应对老龄化带来的各种挑战,做好养老服务工作,国家相继出台了一系列政策,旨在构建全面完善的养老服务体系。"为老服务要'多方参与、同向发力'"是这些政策文件传达的共同要义,本书的付梓出版即是通力协作的结果。上海开放大学是上海养老服务人才培养的践行者、主力军,自 2021 年至今,学校已经累计开展养老服务评估师、养老护理内训师、老年社会工作者、养老服务陪诊师等培训 8 000 余人。上海市老年护理管理质量控制中心对全市老年护理(医)院、社区卫生服务中心等机构开展业务指导、技术培训和质量督查,是上海老年护理质量标准的重要制定者、执行者、监督者。两者的合作各尽所能,将为老服务的理论与实践有机结合。2024 年 7 月,双方联合推出了《老年安宁疗护护理员培训规范》和《居家养老照护师培训规范》两个团体标准,加速养老从业者的技能进入标准化轨道。

作为一所市民身边的大学,上海开放大学致力于养老服务人才的培养,从学历教育到非学历培训,从项目培训到继续教育,培养的各类服务人才活跃在养老行业一线,成为上海养老服务领域的"开大力量"。开放大学的养老服务工作有自己的坚守,我们始终坚持"人事合一",养老行业是服务业,更是良心服务业,没有"老吾老,以及人之老"的情怀很难做好这项工作,为此,我们开发了职业道德课程,开展从业者心理测试。我们始终关注真实需求,随着社会发展,老有所养正在向老有所乐、老有所为过渡,养老服务不再仅局限于基本的生活照料,而是涵盖了健康管理、心理慰藉、文化娱乐等多维度。亦如读者手中的这本《老年综合征健康照护指导手册》,面对约 90% 以上的老年综合征发病率,了解老年综合征的基本概念、临床表现、照护要点,学习国内外先进的照护理念与实践经验,成为广大养老从业者和家庭照护人员的"刚需",这本手册的编撰正是基于这样的初心。

"老来难,老来难,劝人莫把老人嫌,当初我嫌别人老,如今轮到我面前",这首常常出现在传统戏剧曲目和民间小调中的《老来难》告诉我们,孝敬老人也是尊重自己。尊重老人,善待老人,是中华传统美德,是社会文明的象征。唯愿"老来不难",我想,这就是我们工作的全部意义吧。

是为序。

2024 年 11 月

前　言

老龄化是社会发展的重要趋势，也是现阶段的基本国情，党的二十大将积极应对人口老龄化上升为国家战略。上海在全国率先提出"9073"养老服务模式，实现养老服务从保障特殊困难老年人拓展到面向全体老年人，从机构集中照料到社区居家协调发展，从政府公办为主到全面放开养老服务市场，从居家适老化改造到智能化服务走进千家万户，有力地推动了养老服务工作人人享有、人人可及、人人可担、人人参与。

上海市老年护理管理质控中心成立于 2014 年，挂靠海军军医大学第一附属医院（上海长海医院），十年磨一剑，致力于老年护理管理的标准制定、业务培训、质量督查、持续改进，为促进老年护理行业规范化、标准化、科学化、精细化发展不懈努力，为老年人群得到优质、安全、舒适、专业的照护作出了积极贡献。

上海开放大学，作为培养上海养老人才的摇篮，肩负着老龄化社会的重要使命，其办学理念与人民城市为人民的理念不谋而合，校领导高瞻远瞩，深谋远虑，产生了此次意义深远的跨界合作，为本书的顺利出版，提供了全方位的支持。

上海市老年护理管理质控中心和上海长海医院组织了一批自身素质硬、业务能力强的医护专家团队，开放大学选派了养老教育培训专家，组成实战经验丰富的编委会。针对老年人具有多因致病、多病共存、多重用药、多脏器衰竭、多系统功能障碍、多种老年综合征表现、多个老年问题出现、多数症状不典型等特点，将以身体功能为重、生活质量为主的健康老龄化理念融入专业人员服务老年人的日常生活中。本书以"老年综合征"为主线，详细介绍跌倒、认知障碍、便秘等 16 个常见老年综合征的基本知识、照护指导、预防要点、操作技巧，既通俗易懂，又彰显专业内涵，创新地列出了照护清单，录制了 16 节微课，让专业知识深入浅出、易于理解，帮助老年读者及居家照护人员快速有效地掌握核心照护内容，从而有效提高照护能力。

本书的出版，还得到了复旦大学出版社的大力支持和帮助，在此一并表示衷心的感谢！由于水平和经验有限，书中如有疏漏和缺陷之处，敬请广大读者批评指正！

为实现"老而不衰、病而不残"的健康老龄化目标，尽管任重道远，但是满怀信心，我们携手共进，不辱使命。

张玲娟

2024 年 11 月

目　录

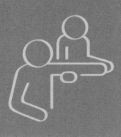

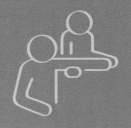

第一章　总论

第一节　人口老龄化主要特点

目前,中国正经历迅速的人口老龄化进程。有预测表明,未来40年里,中国60岁以上的老年人口规模将迅速扩大,2025年老年人口规模接近3亿,2035年突破4亿。2015—2035年我国老年人口数量增长迅猛,平均每5年增长5千万;2035—2045年增速减缓,平均每5年增长2千万;2045—2050年老年人口数量又将大幅提高,到2055年达到5.07亿。我国的老年人口占比差距在2025年后将持续扩大,如果维持低生育水平,届时老年人口占比将超过40%。

 当前及21世纪中叶前我国人口老龄化的主要特点

（1）中国在边富边老的过程中,"老"与"富"的匹配度明显提高。现在中国与其他国家在"富"的方面差距确实在不断缩小,但是在同等老龄化水平的条件下,中国的社会经济富裕发达程度与先行进入老龄社会的发达国家如美国、日本、韩国等相比尚有差距。"边富边老"是现阶段我国人口老龄化的突出特征。

（2）我国高龄老年人的数量相当庞大,且10年后高龄老人比例的增速将超过日本、美国等发达国家。我国即将迎来高龄化的冲击。

（3）中国劳动力年龄结构老化的严峻性将在2030年后进一步凸显。劳动力是经济增长的核心要素之一,劳动力老化势必会对一个国家或地区社会经济的发展产生重大影响。劳动力年龄结构的老化可能会降低人口的劳动参与率和生产效率,且不利于产业结构调整。

我国尚未富裕,但是已经大跨步迈入老龄化社会。高龄老人的失能风险更高,对照料护理的需求也更大。人口高龄化将使我国失能老人问题更为突出,给我国养老、医疗和生活照护带来更大的考验。

二 我国在积极应对人口老龄化过程中的思考

（一）思考

结合我国人口老龄化的趋势与特点，我国在积极应对人口老龄化过程中的思考如下。

（1）正视我国人口转变和老龄化的特殊性，做好养老顶层设计，在完善养老体系的同时推动老龄产业的发展。

（2）在进一步放宽生育限制的基础上增加、完善家庭福利服务政策。应当加强对家庭生育和养育子女的经济补助、完善育儿休假制度等。

（3）抓紧利用高龄化程度尚未很高的未来10年，大力发展老年照护服务体系。我国目前仍以家庭养老为主，但是高龄失能老人日益增多，家庭已经很难承担起照料的重担，也难以满足失能老人的专业化服务需求。应及时抓住高龄老人数量增长相对缓和的时机，增加基础服务设施，完善医疗照护、养老服务体系，尤其是应增加专业化的护理机构、社区照料护理中心等，并强化护理人员培养和质量监管体系，有效应对人口高龄化带来的挑战。

（二）目标

针对我国人口老龄化的主要特点，全社会应该积极联动起来，改善养老制度、加强医疗卫生服务、发展智慧养老、培养专业养老人才。努力实现积极老龄化、健康老龄化、成功老龄化。

1. 积极老龄化　指老年人口在整个社会中扮演积极角色，产生积极影响。积极老龄化的理念在推动老年人参与社会活动、保持健康、终身学习和社会融合方面起着重要的作用。应充分尊重和重视老年人的权益，创造一个更加包容和充满活力的社会环境，如智慧养老在积极老龄化过程中将会发挥巨大的作用，中国的老年人群体将会呈现出与当前截然不同的新面貌。他们有着更高的文化素养、更广阔的见识、更为开放包容的价值观、更好的身心健康状况、更强的经济实力和更为多元的消费需求，完全有能力学习新知识、接纳新现象、掌握新技术。应紧跟时代发展，发挥新质生产力的巨大动能，加强对老年人使用智能设备和移动互联网的教育与培训，努力消除老年人与年轻人之间的"数字鸿沟"，使现在的老年人能够共享科技发展的成果，真正实现积极老龄化。

2. 健康老龄化　指老年人在晚年依然能够保持身体健康、精神愉悦、社会积极参与的状态。实现健康老龄化需要综合考虑个体的生理、心理和社会因素。

3. 成功老龄化　在不断追求积极老龄化和健康老龄化的过程中最终实现成功老龄化。即老年人能够在身体、心理和社会层面上保持健康和积极,拥有独立、自主、幸福的生活状态,度过质量较高的老年生活。

我们应该重视老年人的权利和需求,尊重老年人的个体差异,助力老年人更好地融入社会、享受晚年生活。通过不断践行这些理念,社会可以更好地应对人口老龄化带来的挑战,实现老龄化社会的可持续发展。

第二节　老年综合征照护概述

 老年综合征的概念

老年综合征是指随着年龄增长,老年人由于多种原因导致的身体、心理和社会功能下降,出现一系列非特异性的症状和体征。这些症状和体征可能包括认知功能障碍、衰弱、跌倒、感觉丧失、营养不良、体重减轻、日常生活能力下降、疼痛、药物滥用、尿失禁等,严重影响老年人的生活质量,并可能增加其患病和死亡的风险。

 老年综合征的症状

老年综合征症状通常表现为 8 大系统和精神状态的变化。常见的老年综合征症状包括但不限于(图 1-1):

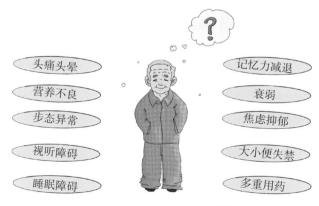

图 1-1　老年综合征的症状

（1）步态异常和容易跌倒。

（2）视力障碍和听力障碍。

（3）睡眠障碍，如失眠或嗜睡。

（4）头晕、头痛或其他类型的疼痛。

（5）大小便失禁或便秘。

（6）痴呆、记忆力减退和认知功能下降。

（7）抑郁、焦虑和其他情绪障碍。

（8）帕金森病和其他运动障碍。

（9）营养不良和衰弱。

（10）长期使用多种药物（多重用药）。

此外，老年综合征还可能表现为生活质量下降，如医疗不连续、终末期生活质量差、长期卧床导致的皮肤压疮、骨折后制动等。

 ## 三 老年综合征的特点

（一）多种慢性疾病并存

老年患者往往同时患有多种慢性疾病，这些疾病可能相互影响，增加照护的复杂性。

（二）需要密切观察病情变化

老年患者的病情变化可能较为迅速，需要医护人员密切观察，以便及时调整治疗方案。

（三）需要进行老年综合评估

为了全面了解老年患者的健康状况，需要进行老年综合评估，包括身体、心理、社会等多个方面。

（四）预防不良临床后果

老年综合征可能导致多种不良临床后果，如跌倒、压疮、营养不良等，需要采取相应的预防措施。

 ## 四 老年综合征的危险因素

（一）年龄

随着年龄的增长，老年人的身体机能逐渐衰退，容易发生老年综合征。

（二）慢性疾病

老年人常患有多种慢性疾病,如糖尿病、高血压、冠心病等是老年综合征的重要危险因素。这些疾病会进一步影响身体的各个系统,导致老年综合征的出现。

（三）不良生活习惯

吸烟、饮酒、缺乏运动等不良生活习惯也会增加出现老年综合征的风险。这些不良习惯可能导致老年人身体机能下降,免疫力下降,从而容易发生各种疾病。

（四）心理因素

老年人的心理健康状况也是影响老年综合征的重要因素。例如,抑郁、焦虑等情绪问题可能会导致老年人的身体功能进一步下降,从而加重老年综合征的症状。

（五）社会环境因素

家庭环境、社会支持、经济状况等也会对老年人的健康状况产生影响。例如,家庭环境的不和谐、社会支持的缺乏等可能会增加老年人患老年综合征的风险。孤独、缺乏社交活动等社会因素也可能增加老年综合征的风险。这些因素可能导致老年人心理压力增大、情绪低落,从而影响身体健康。

（六）药物因素

长期使用多种药物(多重用药)也是导致老年综合征的一个重要原因。老年人可能因患有多种疾病而需要长期服用各种药物,这些药物之间可能会产生相互作用,导致不良反应出现,从而加重老年综合征的症状。

五　老年综合征的照护要点

老年综合征的日常照护是预防和控制老年综合征的重要手段。以下是老年综合征日常照护的要点。

（一）评估健康状况

对老年人的健康状况进行全面评估,包括身体状况、心理状况、社交状况等。这有助于了解老年人的具体需求,并制订相应的照护计划。

（二）饮食护理

为老年人提供营养均衡的饮食,根据其口味和身体状况制订合适的饮食计划:多摄入富含蛋白质、维生素和矿物质的食物;控制盐和糖的摄入量;同时,要注意食物的烹饪方式,采用煮、炖、蒸等健康烹饪方式,避免过度油腻和刺激性食物。

（三）个人卫生护理

鼓励老年人保持个人卫生,如定期洗澡、修剪指甲、更换内衣等。同时,要注意保持口腔和皮肤的清洁,预防口腔疾病和皮肤感染。

（四）环境管理

为老年人创造一个安全、舒适、无障碍的居住环境。保持室内空气清新、光线充足、温度适宜。同时,要注意家具和设施的摆放,避免老年人跌倒或受伤等意外伤害。

（五）锻炼和康复

根据老年人的身体状况,制订合适的锻炼和康复计划,帮助老年人保持活动能力和灵活性。鼓励老年人进行定期的适度锻炼,如散步、太极拳等,以增强体质和预防骨质疏松。适度的锻炼可以帮助老年人保持身体健康,提高生活质量。对于存在功能障碍的老年人,可以进行康复训练和物理治疗,以改善其功能状况。

（六）心理护理

老年人可能会面临孤独、焦虑、抑郁等心理问题。应给予老年人心理支持,与老年人进行沟通交流,了解其内心需求,给予关爱和安慰,并帮助他们解决问题。可以鼓励老年人参加社交活动,与家人和朋友保持联系,扩大社交圈子,减轻孤独感,以促进心理健康。

（七）睡眠护理

确保老年人获得充足的睡眠时间,每天保持 7～8 小时的睡眠时间。同时,要注意睡眠环境的安静和舒适,避免噪声和光线干扰。

（八）用药管理

老年人可能同时服用多种药物,需要仔细管理药物,避免药物不良事件。

（九）疾病预防和管理

老年人可能患有多种慢性疾病,如高血压、糖尿病、冠心病等。需要定期进行健康检查,及时发现并治疗疾病。同时,加强疾病的预防和管理,如合理饮食、适量运动、定期服药等。

（十）照顾者培训

对于照顾老年人的家庭成员或护理人员，应提供必要的培训和支持。培训内容包括老年人的生活照料、疾病护理、心理健康等方面的知识。同时，给予照顾者一定的心理支持，减轻其照护压力。

（十一）寻求专业帮助

在照护过程中，如遇到难以解决的问题或需要专业帮助时，应及时寻求专业机构或人员的帮助，如医院、养老院、社区服务中心等，这些机构或人员可以提供专业的照护服务，帮助老年人渡过难关。

 六　老年综合征的康复训练要点

康复训练是老年综合征照护的重要组成部分，旨在帮助老年人恢复或提高身体功能，改善生活质量。以下是老年综合征康复训练的要点。

（一）力量训练

通过力量训练增强肌肉和骨骼的力量，提高身体机能。可以选择适当的运动器材进行锻炼，如哑铃、弹力带等。

（二）平衡训练

针对老年人常见的平衡问题，进行平衡训练，提高身体的平衡和稳定性。可以通过平衡板、瑜伽球等器材进行训练。

（三）柔韧性训练

通过柔韧性训练维持关节的灵活性，减少肌肉紧张和关节疼痛。可以选择适当的拉伸动作进行训练，如伸展运动、瑜伽等。

（四）有氧运动

鼓励老年人进行散步、游泳、骑自行车等有氧运动，提高心肺功能，增强身体素质。有氧运动应根据老年人的身体状况和兴趣爱好选择合适的项目（图1-2）。

（五）认知训练

通过解谜游戏、记忆训练和学习新技能等方式进行认知训练，维持大脑的活跃性，预防认知功能下降。认知训练应有趣味性和挑战性，以激发老年人的学习兴趣和动力。

（六）心理健康支持

在康复过程中，提供心理健康支持，帮助老年人应对焦虑、抑郁等情绪问题。

（七）社交互动

鼓励老年人与家人和朋友保持社交互动，以促进情感和心理健康。

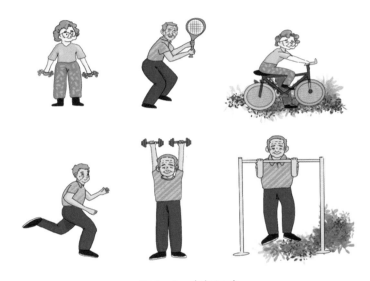

图 1-2　有氧运动

七　老年综合征照护的重要性与意义

　　老年综合征照护对于提高老年人的生活质量、减轻家庭和社会负担具有重要意义。通过日常照护和康复训练，可以有效预防和控制老年综合征的发生和发展，减少老年人的疾病痛苦和经济负担。同时，老年综合征照护也有助于提高老年人的生活信心和尊严，让他们能够享受健康、幸福的晚年生活。

　　总之，老年综合征照护是一个综合性的过程，需要医护人员、家庭成员和社会各界的共同努力。老年综合征的照护需要综合考虑老年人的身体、心理和社会功能状况，采取科学合理的照护措施和康复训练方法。加强老年综合征的照护和管理，可以有效提高老年人的生活质量，预防或减轻各种老年综合征的症状，帮助家庭和社会减轻相应的负担，让老年人能安享受晚年。

第三节　照护者的素养

 老年人照护者的职业道德

职业道德是指从业人员在职业活动中遵循的行为准则,涵盖了从业人员与服务对象、职业与职工、职业与职业之间的关系。它既是本行业人员在职业活动中的行为规范,又是行业对社会所负的道德责任和义务。职业道德有助于调节职业活动中从业人员内部及从业人员与服务对象间的关系,维护和提高本行业的职业信誉,促进行业和从业者的发展,提高全社会的道德水平。

照护属于养老服务行业的范畴,目前尚没有具体职业道德标准,可参考《养老护理员国家职业技能标准》,其明确规定养老护理员应遵循以下职业守则。

（一）尊老敬老,以人为本

老吾老以及人之老,幼吾幼以及人之幼。关爱老年人,不仅是一种美德,也是一种义务与责任,不仅要尊重老年人的智慧与经验,更要关注他们的身心健康和生活质量,从老年人的根本利益出发,满足老年人的合理需要,保障老年人的权益,让老年人体会到社会的温暖和关怀。

（二）孝老爱亲,弘扬美德

德乃人之本,孝为德之先。在中华民族长期的历史发展过程中,孝亲文化在协调人际关系、维护社会稳定,增强社会凝聚力上,起着不可或缺的作用,关乎个人修养、家庭融洽及对国家应尽的责任等问题,是应对老龄化社会挑战的精神磐石,也是形塑社会价值观的价值原点。

（三）遵章守法,自律奉献

严于律己,遵纪守法。养老护理员必须按照法律、法规及纪律做事,在为老人的服务中处处为老人着想,积极进取,精益求精,不断提高养老护理服务水平。

（四）服务第一,爱岗敬业

把老年人作为工作考虑的第一出发点,把为老年人提供优质服务作为第一要务,想老年人之所想,急老年人之所急,全心全意为老年人提供服务。同时,热爱自己的工作岗位,热爱本职工作,用恭敬严肃的态度对待自己的工作。

老年人照护者的服务礼仪

照护服务礼仪是照护者在照护服务工作过程中形成的、被大家公认和自觉遵守的行为规范，是照护者修养、综合素质的外在表现，也是照护者职业道德的具体体现。《养老机构服务礼仪规范》对照护服务全过程中应遵守的行为规范作出以下明确规定。

（一）仪容规范

保持面部洁净、口腔卫生。男护理员应剃尽胡须（因民族习俗而留胡须的少数民族除外）；女护理员可适度化妆，妆容淡雅，符合岗位要求。保持头发干净、长短适宜，发型符合岗位要求。保持手部清洁，指甲修剪整齐，长度适宜，不涂有色指甲油（特殊岗位禁止涂指甲油）。不应使用香味过于浓烈的香水（特殊岗位禁止使用香水）。

（二）仪表规范

统一着装、佩戴工牌。工装应整洁、平整，穿戴整齐。鞋面干净，符合岗位要求。除特殊工作，不应穿着拖鞋或其他可能影响工作的鞋子。不应佩戴夸张饰品。

（三）仪态规范

表情自然大方，保持微笑，眼神温和、亲切。站姿端正、挺拔、稳重。站立时，应头正肩平，身体立直，根据不同站姿调整手位和脚位。双手不应叉在腰间，不应抱在胸口或插入口袋；双腿不应抖动；不应靠墙或倚在其他支撑物上。走动时，不应弯腰驼背、摇头摆脑、慌张奔跑或与他人勾肩搭背。

老年人照护者的沟通交流

沟通在照护工作中扮演着至关重要的角色，特别是在与老年人交流时。良好的沟通不仅能够有效地传递信息，还能促进双方的理解和信任，为老年人带来心理上的安慰和温暖。

（一）与老年人沟通的礼仪规范

与老年人及相关人员沟通时，应相距适宜，目视对方脸部眼鼻三角区，专心、耐心倾听并回应，以示尊重与诚意。根据老年人及相关人员实际情况使用易懂的语言及规范的服务用语，声调自然、清晰、柔和、亲切，并合理调整音量。沟通过程中严禁出现以下行为：

（1）使用污蔑和侮辱性的语言、质问式语言、命令式语言。

（2）使用语气强硬、态度不耐烦、推卸责任等语言。

（3）询问打听老年人的处事风格、老年人家庭问题及其子女的经济等隐私问题。

（4）不尊重老年人个人宗教信仰与风俗习惯。

（5）对老年人的服装、形貌、不同习惯和动作等品头论足。

（6）其他不符合沟通礼仪的禁止行为。

（二）与老年人沟通的技巧

1. 耐心聆听　在与老年人交流时，保持微笑，耐心聆听他们的话语，不要急于打断或插话，讲话语速要慢，给老年人足够的时间表达自己的想法和感受。

2. 清晰表达　用简单、清晰、直接的语言与老年人交流，避免使用重复的词汇或句子，必要时也可以借助面部表情、手势、肢体语言等非语言手段，替代语言发挥传递信息的作用。

3. 重复确认　在与老年人沟通时，可能需要多次重复某些信息以确保他们理解。同时，可以通过提问或让他们复述的方式来确认他们是否理解相关信息。

4. 及时反馈　当老年人表达完自己的意见或感受后，给予积极的反馈，表示听到了他们的话并理解了他们的意思，鼓励他们继续交流。

5. 避免冲突　理解老年人信息背后所表达的思想和情感，及时给予肯定和赞扬，不要直接地表达反对意见或争辩，如果他们表达了不同的观点或需求，要以理解和尊重的态度来回应他们，并尝试寻找双方都能接受的解决方案。

（三）与特殊老年人的沟通

1. 与听力障碍老年人的沟通　在交流过程中应鼓励其佩戴助听器。面对老年人，通过口型、手势和面部表情与其进行沟通。交谈时应语速缓慢，吐字清楚，避免语调过高或声音过大。可贴近老年人的一侧耳朵说话，以便老年人听清楚。对听力下降严重的老年人，可采用书面沟通。当老年人希望得到回应时，可将面部表情适度增加，点头幅度加大，当老年人的回答与提问不符合时，不应立即打断或纠正，选择适时的机会再沟通。

2. 与言语障碍老年人的沟通　与语言听说困难的老年人进行交流沟通时，应注重老年人的情绪。不要反复探问，如"听不清楚，再说一遍"，以免增加老年人的不安或自责情绪。在不影响老年人情绪的情况下重复对方的话，有时候还可以使用手写板进行书面沟通。同时,耐心聆听,交谈时可适当微笑、点头表示一直在注意倾听并表示理解,切不可流露出不耐烦的情绪。适当地赞美及鼓励老年人,并避免太长的时间,以免劳累。

3. 与视觉障碍老年人的沟通 沟通时需要考虑老年人因无法视物而产生的不安情绪及无法准确地传递信息等情况,加强语言方式的回应频率,每次进入房间或靠近老年人时轻轻呼叫老年人的名字,也可以使用盲文、盲文处理器、语音处理器等工具。

4. 与行动不便老年人的沟通 在安静的户外环境中,与乘坐轮椅的老年人沟通时,可边推轮椅边倾听老年人的述说,并不时低头对其反馈。与卧床的老年人沟通时根据实际情况或站或坐,靠近床边,身体前倾,以利于交流。

(生晶　肖瑛　翁艳秋　陶红　陈文瑶)

… 参考文献 …

［1］白雪,李杨静,余游川,等. 老年综合评估在老年综合征筛查及危险因素分析中的应用效果[J]. 新疆医科大学学报,2023,46(1):139-144.

［2］郭欣颖,郝莹,李佳倩,等. SPICES 评估工具在住院患者老年综合征护理实践中的应用[J]. 现代临床护理,2019,18(11):37-42.

［3］琚慧,唐玲. 老年综合征研究进展[J]. 护理研究,2020,34(12):2160-2165.

［4］罗毕,代萍,吴际军. 过渡期护理在老年衰弱综合征患者中的应用效果分析[J]. 中国社区医师,2024,40(1):108-110.

［5］姚静雯. 老年衰弱综合征患者的临床护理研究[J]. 科技与健康,2024,3(4):81-84.

第二章 跌倒

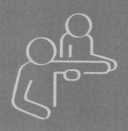

第一节 知识要点

扫描二维码，
观看本章微课

一 跌倒的定义

跌倒是指突发、不自主、非故意的体位改变，倒在地上或更低的平面上。随着年龄的增加，老年人跌倒的风险也不断上升，老年人跌倒问题已经成为全世界医务工作者共同关注的热点问题。我国老年人跌倒发生率处于较高水平，约为19.3％。跌倒容易导致老年人产生恐惧、抑郁等不良情绪，也是导致残疾和死亡的重要原因。

二 老年人跌倒相关的危险因素

老年人发生跌倒的危险因素非常多，主要包括内在危险因素和外在危险因素，老年人跌倒是多因素交互作用的结果。

（一）内在危险因素

1. 生理因素

（1）步态和平衡功能：步态的稳定性下降和平衡功能受损是引发老年人跌倒的主要原因。步态的步高、步长、连续性、直线性、平稳性等特征与老年人跌倒危险性之间存在密切相关性。

（2）感觉系统：感觉系统包括视觉、听觉、触觉、前庭及本体感觉，通过影响传入中枢神经系统的信息，影响机体的平衡功能。

（3）中枢神经系统：中枢神经系统的退变往往影响智力、肌力、肌张力、感觉、反应能力、反应时间、平衡能力、步态及协同运动能力，使跌倒的危险性增加。

（4）骨骼肌肉系统：老年人骨骼、关节、韧带及肌肉的结构、功能损害和退化是引发跌倒的常见原因。骨骼肌肉系统功能退化会影响老年人的活动能力、步态的敏捷性、力量和耐受性,使老年人举步时抬脚不高、行走缓慢、行走不稳,导致跌倒危险性增加。

2. 病理因素

(1)神经系统疾病:脑卒中、帕金森病、脊椎病、小脑疾病、前庭疾病、外周神经系统病变等。

(2)心脑血管疾病:体位性低血压、小血管缺血性病变等。

(3)心理及认知因素:痴呆(尤其是 Alzheimer 型)、抑郁症等。

3. 药物因素　研究发现,是否服药、药物的剂量,以及复方药都可能引起跌倒。很多药物可以影响人的神智、精神、视觉、步态、平衡等而引起跌倒。可能引起跌倒的药物包括:

(1)精神类药物:抗抑郁药、抗焦虑药、镇静药、抗惊厥药等。

(2)心血管药物:抗高血压药、利尿剂、血管扩张药等。

(3)其他:降糖药、非甾体类抗炎药、镇痛剂、多巴胺类药物、抗帕金森病药等。

4. 心理因素　沮丧、抑郁、焦虑、情绪不佳及其导致的与社会的隔离均增加跌倒的风险。

(二)外在因素

1. 环境因素

(1)室内的危险因素包括:昏暗的灯光,湿滑、不平坦的路面,在步行途中的障碍物,不合适的家具高度和摆放位置,楼梯台阶,卫生间没有扶栏、把手等都可能增加跌倒的风险,不合适的鞋子和行走辅助工具也会导致跌倒。

(2)室外的危险因素包括:台阶、缺乏修缮的人行道、雨雪天气导致的湿滑的路面等。

2. 社会因素　包括老年人的教育和收入水平、卫生保健水平,以及老年人的家庭及社会支持程度,如是否独居、与社会的交往和联系程度等。

 三　跌倒之最

(一)最易跌倒的地点

床边、浴室、厨房、厕所和房间过道。

（二）最易跌倒的时间

晚上或半夜如厕时；清晨起床时；长时间热水澡、卧床、蹲坐时。

（三）最易跌倒的人群

年龄＞80岁的老年人；曾有跌倒史；头晕、贫血、营养不良者；意识障碍、肢体功能障碍、步态不稳者；视力、听力较差者；服用利尿剂、泻药、镇静安眠药、降压药的患者等。

 四 跌倒的主要危害

（一）骨折

主要有肱骨外髁颈骨折、桡骨远端及髋部骨折。老年人由于骨质疏松、骨脆性增加，跌倒时容易发生骨折，而且随年龄增加其发生概率急剧上升。跌倒后最常见的是髋部骨折，同时也是最危险的。髋部骨折后长期卧床会发生大量的并发症，如疼痛、肌肉萎缩、血栓、压力性损伤、大小便失禁、尿路感染、肺炎、发热、昏迷等。正因如此，髋部骨折，又被称为"人生的最后一次骨折"，可见其危害之大。

（二）软组织损伤

包括关节积血、脱位、扭伤及血肿。

（三）脑外伤

包括脑震荡、脑挫裂伤、脑出血等。脑外伤会导致老年人出现颅内压力增高、脑水肿，甚至脑疝形成，从而危及生命。

（四）心理创伤

因害怕跌倒，避免进行有跌倒风险的活动，从而造成"跌倒—丧失信心—不敢活动—衰弱—更易跌倒"的恶性循环，甚至卧床不起。

（五）其他问题

老年人跌倒后还容易造成继发性癫痫、营养不良、焦虑、抑郁、失眠等并发症。

五 预防跌倒的方法

（一）正确评估活动能力

（1）针对老年人害怕跌倒而不敢活动的心理，医务工作者及家属可以通过强化健康教育、加强肢体功能锻炼等多种措施帮助老年人克服畏惧心理,养成适度活动的习惯,减少跌倒的发生。

(2)对于过高评估自己活动能力的老年人,往往有不服老的心理,导致凡事不寻求帮助,因而容易发生跌倒。医务工作者及家属应通过耐心讲解预防跌倒的意义,以及发生跌倒后给患者、家庭及社会带来的负担来进一步增强老年人预防跌倒的意识,指导其进行适宜的活动。

(二)营造无障碍居家环境

1. 入口和过道 确保房屋入口宽敞,足够容纳轮椅通行。门口采用无障碍设计,如无障碍门槛或自动门。室内通道和走廊应保持通畅,避免家具或装饰物阻碍通行。

2. 地面 选择防滑、耐磨、易清洁的地面材料,如木地板或瓷砖。在卫生间、厨房等易湿滑区域铺设防滑垫,并保持地面干燥。

3. 卫生间 马桶高度应适中,坐便器的高度应为 40～45 厘米,方便使用轮椅的人士。安装扶手和抓杆,帮助老年人保持平衡和稳定。浴室应设计成开放式,方便进出。

4. 厨房 面积不应<6 平方米,操作台下方净宽和高度不应<65 厘米,深度不应<25 厘米。橱柜采用拉出式设计,方便取放物品。

5. 卧室 床的高度应设计成可调节的,高度在 34～50 厘米,方便上下床。床边应有足够的空间,方便转身。衣柜和储物空间应设计成拉出式或滑动式,方便取放物品。

6. 照明 选用柔和、不刺眼的灯光设备,避免使用过于明亮或昏暗的灯光。在起夜必经路线设置感应灯,减少夜间碰撞或跌倒的风险。

(三)积极改善足部问题

常见的足部问题包括:足趾畸形、扁平足、糖尿病足导致的足底感觉功能减退;鸡眼导致的足痛和痛风导致的足趾关节和踝关节肿胀、力量下降及活动度降低等。老年人足部问题往往会影响其正常步行,进而会导致跌倒的发生。因此,对于由于慢性疾病导致的足部问题,首先应积极治疗、控制基础疾病;其次要对症处理,如天气寒冷时注意足部保暖,进行足部关节的热敷、理疗,以减少关节肿胀。足部感觉障碍时应做好保护工作,穿戴合适的鞋袜,选择必要的辅助工具,适当减少活动,预防跌倒的发生。

（四）增强下肢肌力和平衡力

推荐练习 24 式简化太极拳,其保留了太极拳"深、长、细、缓"的练习方式,简化高难度动作。长期练习,可以增加下肢肌力,提高老年人平衡力和协调性。

第二节　照护要点

一　照护原则

指导正确补钙,常晒太阳,适当运动,提高平衡力,规避风险,做好自我保护。

二　生活照料要点

（一）指导正确补钙,常晒太阳

（1）按照营养学会的推荐,女性每天需要 1 200 毫克的钙,男性每天则需要 1 500 毫克。补钙最好的方法,是从食物中摄取。牛奶、鸡蛋、豆制品、奶酪、海带、虾皮、紫菜等食物含钙量较高。蔬菜中的圆白菜、木耳含钙量也比较高,应尽量多摄取。

（2）老年人补钙时要注意选择适合的钙,目前市场上的钙剂主要分为四类:无机钙、有机酸钙、有机钙和生物钙制剂。

1）无机钙主要包括碳酸钙、磷酸钙、氧化钙等。无机钙适合肠道消化正常的青少年和成人,不适用于慢性萎缩性胃炎患者。

2）有机酸钙的种类有柠檬酸钙、乳酸钙、葡萄糖酸钙、醋酸钙等,有机酸钙适合肠胃较弱的老人和儿童。

3）有机钙适用人群较广,代表药物包括氨基酸螯合钙、L－苏糖酸钙、天门冬酸钙等。

4）生物钙制剂多从贝壳、矿石、骨骼等提取而来,常见制剂为牡蛎碳酸钙等,可能会含砷、铅等重金属,长期应用可能对身体有害。

（3）为了促进钙吸收,应补充维生素 D。维生素 D 是参与人体内骨骼代谢的重要物质,可促进肠道对钙、磷的吸收。此外,还要适当晒太阳,皮肤在紫外线的照射下会合成维生素 D。晒太阳应注意戴好墨镜,保护眼睛,同时避免在室内隔着玻璃晒太阳。补充钙剂后，应注意多喝水，避免钙在血管或器官中沉积，产生结石。

（二）补充蛋白质，提高免疫力

蛋白质是生命的物质基础，老年人如果蛋白质缺乏，就会造成免疫力下降，还会导致肌少症、衰弱等问题。因此，老年人每日蛋白质摄入量为每公斤体重1.0～1.2克，日常进行力量训练的老年人每日每公斤体重可以≥1.2～1.5克。动物性食物摄入总量要争取达到每日120～150克。其中鱼40g～50克、畜禽肉40～50克、蛋类40～50克、牛奶300～400毫升，同时保证摄入充足的大豆类制品，达到平均每天摄入相当于15克大豆的水平。

（三）适当活动，提高平衡力

研究指出，人类从50岁开始，肌肉会以1%～2%的速度减少，60岁以后则每年减少3%，力量下降更明显。而通过合理的锻炼，完全可以对抗或延缓老年人肌力的下降。老年人应保持每天至少30分钟中等强度的身体活动，如散步、打太极拳、游泳、广场舞等。

（四）规避风险，做好自我保护

在我国，跌倒是65岁以上老年人因伤害死亡的首位原因，年龄越大，发生跌倒并因此受伤或死亡的风险越高。老年人日常活动应遵循三个半分钟原则：睡醒平躺、床上坐起、站立各30秒。无头晕、无力等不适方可行走。建议穿防滑鞋，尤其在家中，应着防滑拖鞋，避免穿一次性拖鞋。着长短合适的裤子，避免裤腿过长绊倒老人。

（五）使用辅助用具，降低跌倒风险

常见的辅助器材包括：手杖、助行器、轮椅等。

（1）手杖是一种手握式的辅助用具，能增加步行时的支撑面，减缓下肢或身体骨骼结构所必须承担的负荷。使用手杖上下楼梯时，遵循"好上、坏下"原则，即上楼梯时健侧先行，下楼梯时患侧先行。使用手杖助力行走时，要先移动手杖，调整好重心后再移动脚步。照护者应站在手杖的对侧。

（2）助行器是辅助人体支撑体重、保持平衡和行走的器具，适用于术后功能锻炼，单侧或双侧下肢肌力弱，身体协调能力差、步态不稳，需要支撑平衡的人。助行器使用前需检查各衔接是否紧密，将助行器处于固定状态，位置高度与髋齐平。使用者呈站立位，抬头挺胸，双臂放松，放于两侧，肘部呈15°～30°自然屈曲,保持手柄高度大约与手腕齐平,行走时保持身体挺直,眼睛向前看,步伐不宜太大,以达到助行器的一半为宜。首次行走应由专业人员指导并陪伴,行走时间不超过 30 分钟。

(3)轮椅是装有轮子可以帮助代替行走的椅子,是用于伤病员、残疾人居家康复、周转运输、就诊、外出活动的重要移动工具。使用轮椅前应进行安全性检查,轮椅能够顺利折叠和展开,轮胎压力正常,轮椅的制动装置能够灵活有效地操作,四轮平稳,脚踏板正常完好,安全带完好可以使用。使用轮椅时,应保持坐姿端正,系好安全带,遇到障碍物时,应绕道避开,减速慢行,切勿突然转换方向;保持椅面清洁干燥,定时进行臀部减压,预防压疮;定期检修,保持轮椅良好性能。

(六)跌倒的自救与处理

跌倒时应顺势倒下,不要挣扎,迅速弯曲,降低重心;尽可能寻求帮助,使自己变为俯卧位;充分休息,尽量移动到有椅子的地方;以椅子为支撑,尽量慢慢站起来;休息片刻,部分恢复体力后,打电话寻求帮助。如果发生崴脚,首先要停止行走、运动,马上取坐位或者卧位,抬高下肢,利于静脉回流。其次冰敷,用冰袋或凉毛巾,使血管收缩,减少渗出,减轻肿胀,受伤 48 小时内,每 2～3 小时敷一次,每次 15～20 分钟。

 三 环境安全要点

为老人提供一个安全、可靠、便于走动的内外环境,减少环境中的安全隐患。

(一)地面防水

保持地面平坦,避免安装门槛或在室内设置台阶,及时清除地面积水及不平整的地板覆盖物,合理使用防滑垫和防滑条,移除通道的障碍物。

(二)光线充足

老年人对照明的要求比年轻人高 2～3 倍,因此应保持室内光线充足,不宜过暗或过于炫目,配备夜灯,避免灯光闪烁。在过道、卫生间和厨房等容易跌倒的区域应设置照明,床头台灯应放在伸手可及的地方。

(三)家具适宜

日常生活用品放于固定位置,使用高度适宜的柜子、椅子、床、马桶,摆放位置合理,方便取物、坐卧、如厕。

（四）安装扶手

有条件者，房间过道、厕所、浴室要安装扶手，并设立预防跌倒警示牌。

 四 防跌倒干预要点

（一）改善平衡功能

常见的运动方式包括：瑜伽、太极拳、八段锦。这些运动对场地和器材要求不高，结合呼吸和身体控制的运动形式，可有效地提高平衡力和协调性，从而预防跌倒的发生。

（二）矫正步态

矫正步态的主要方式有踝关节运动训练、足部各小关节锻炼，可提升其灵活性、支撑力。

（三）环境适应性训练

落实如厕训练"三步曲"，下床、行走、如厕做到"慢、感知、清醒"，避免大脑初醒混沌状态、直立性低血压引起重心不稳而发生跌倒。上下楼梯训练，训练正确上下楼梯，一手扶住扶手、放慢步速，上楼梯时全足落地，下楼时脚尖探地全足落地，再迈另一只脚，保证全足落在台阶上再进行下一步，避免因慌张、把握不足、失重而跌倒。

（四）用药管理

治疗原发病时，定期监测各项指标，注意药物不良反应的观察，及时调整药物剂量，尽量保证最佳疗效，减少跌倒的发生。

（五）居家宣教

照护者应学会主动关心老人，经常询问老人是否需要提供帮助，提高安全防范意识，确保老人在照护者的视线中，避免其单独行动。指导老人进行适度的运动训练，提高老人的平衡力，必要时可使用髋关节保护器等保护用具，预防跌倒的发生。

第三节　照护清单

照护清单如表 2-1 所示。

表 2-1 老年人预防跌倒照护清单

时间	星期一	星期二	星期三	星期四	星期五	星期六	星期日
06:00—07:30	起床、洗漱、早饭时间						
07:30—08:30	餐后休息时间						
08:30—09:30	有氧运动	传统体育项目	有氧运动	传统体育项目	抗阻运动	太极拳	平衡训练
09:30—10:00	运动后休息时间						
10:00—11:00	散步	抗阻运动	散步	平衡训练	平衡训练	抗阻运动	有氧运动
11:00—14:00	午餐及午休时间						
14:00—17:00	太极拳	社区活动	平衡训练	社区活动	太极拳	平衡训练	社区活动
17:00—18:00	晚餐及餐后休息时间						
18:00—20:00	平衡训练	散步	传统体育项目	散步	散步	散步	抗阻训练
	此时间段运动应注意适当强度,不可剧烈运动						
20:00—21:00	睡前准备阶段						
21:00—06:00	睡眠时间						

注:1. 此清单应用时可根据老年人活动耐受度适当调整。
   2. 此清单不适用于存在运动障碍和精神症状的老人。

(施玲丽 陈文瑶)

··· 参考文献 ···

[1] 蒋丹,刘伟,黄丹丹,等.养老机构老年人跌倒风险及其危险因素分析[J].现代临床护理,2019,18(5):1-5.

[2] 皮红英,高远,候惠如,等.老年人跌倒风险综合管理专家共识[J].中华保健医学杂志,2022,24(6):439-441.

[3] 苏丽娜,秦文哲,韩开益,等.中国老年住院患者跌倒危险因素的 Meta 分析[J].中国卫生事业管理,2019,36(1):72-75.

[4] 陶艳玲,陈娟慧,管玉梅,等.社区居家老年人跌倒的危险因素及预防对策[J].中国护理管理,2017,17(7):910-914.

[5] 吴萍,林梅,张菊英.基于简式太极拳训练的社区高龄老人预防跌倒的干预研究[J].护士进修杂志,2019,34(20):1918-1919.

[6] 尤兴翠,周尉玺,陈露华,等.防跌倒操训练干预在住院老年患者中的应用[J].齐鲁护理杂志,2021,27(3):64-68.

第三章　认知障碍

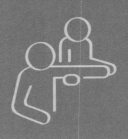

第一节　知识要点

扫描二维码，
观看本章微课

一 认知障碍的概念

认知障碍是一类以获得性、持续性认知功能损害为核心，并导致患者日常生活和工作能力减退、可伴有精神行为异常的综合征。简而言之，就是涉及定向力、记忆力、计算力、注意力、语言功能、执行功能、推理功能和视空间功能等一个或多个认知域受损时我们都可以称之为认知障碍。导致认知障碍的主要疾病包括阿尔茨海默病、血管性认知障碍额颞叶变性和路易体痴呆等。除神经疾病外，精神疾病及其他系统性疾病也可能伴发认知障碍。

二 认知障碍与痴呆的异同

认知障碍是一个连续的发病过程，可以按照严重程度大致分为两大类：轻度认知障碍和痴呆。轻度认知障碍是介于正常衰老与痴呆之间的一种中间状态，指记忆力或其他认知功能进行性减退，但不影响日常生活能力，且未达到痴呆的诊断标准。而痴呆是一种以获得性认知功能损害为核心，并导致患者日常生活、学习、工作和社会交往能力明显减退的综合征，在病程某一阶段常伴有精神、行为和人格异常。

三 痴呆与阿尔茨海默病的异同

临床上引起痴呆的疾病种类繁多，简单来讲，痴呆包括阿尔茨海默病、路易体痴呆、帕金森病痴呆、额颞叶痴呆、血管性痴呆、正常压力性脑积水及其他疾病如颅脑损伤、感染、免疫、肿瘤、中毒和代谢性疾病等引起的痴呆。其中，阿尔茨海默病在所有痴呆中排在第一位，约占 50%～70%。阿尔茨海默病可以分为

3 个阶段:临床前阿尔茨海默病、阿尔茨海默病引起的轻度认知障碍和阿尔茨海默病引起的痴呆。所以,痴呆只是阿尔茨海默病发展到最后阶段的一部分表现。

四 **认知障碍的临床表现**

认知障碍依据严重程度不同,可以分为主观认知下降、轻度认知障碍和痴呆。认知障碍在不同阶段的临床表现各不一样,下面将进行详细表述(图 3 - 1)。

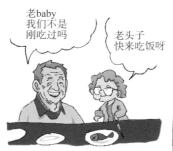
短期记忆受损

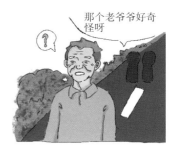
无法融入社交

找词困难,词不达意

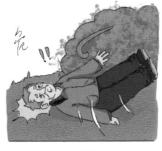
容易摔跤

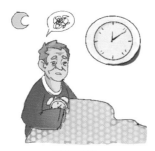
睡眠障碍

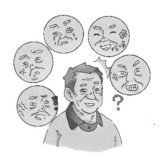
情绪波动

图 3 - 1 认知障碍的临床表现

（一）主观认知下降

主观认知下降是指个人主诉或抱怨记忆力或其他认知功能下降,但客观认知测验仍处于正常范围。这个阶段患者自己觉得似乎有记忆力、计算力、定向力减退等表现,但是进行认知相关测试基本都是正常的,此阶段在认知障碍最早期,症状并不典型,大多数情况下容易被患者或家人忽视。

（二）轻度认知障碍

轻度认知障碍是指主观有记忆等认知功能下降的主诉、客观检查有一项或多项认知功能损害超过了与正常年龄和教育相匹配的水平，但未达到痴呆程度，且日常生活能力未受到明显影响。轻度认知障碍是介于认知正常和痴呆的中间状态，具有向痴呆转归的较高可能性，每年有 10%～15% 的轻度认知障碍患者进展为痴呆。

这个阶段早期表现多种多样，主要集中在记忆力、定向力、语言理解和表达力等认知功能改变及焦虑抑郁、情感淡漠和个性显著改变等心理行为改变，症状比较轻微，不影响日常生活，此阶段患者仍可以维持正常的工作和生活节奏，是干预的最佳时机，也是常常被忽视的阶段。

（三）痴呆

痴呆是一种以获得性认知功能障碍为核心，至少有 2 项认知域障碍，并导致患者日常生活与学习能力明显减退，常伴有精神行为异常的综合征。这个阶段可分为轻度、中度、重度痴呆。

1. 轻度痴呆　主要表现为近期和远期记忆减退，最近几天发生的事情都记不住，过去经历的事情也部分忘记，并伴有判断力、分析能力及执行力减退，难以处理复杂问题。

2. 中度痴呆　表现为以记忆为主的各种能力减退更为明显，视空间能力下降、语言障碍加重，出现失语、失认、失用，情感肤浅多变、抑郁、淡漠或急躁不安、易怒等，日常生活能力明显受损。

3. 重度痴呆　患者出现各种能力基本消失，记忆力严重丧失，仅存片段记忆，不认识家人，部分人出现精神行为异常，如幻听、幻视等症状。日常生活不能自理，并伴有大小便失禁、肢体僵直，或基本不能发出任何声音等。

 五　认知障碍的危险因素

认知障碍的危险因素非常多，大致可分为可以改变和不能改变的两大类。

首先，可以改变的危险因素包括：吸烟、酗酒、缺乏运动、低教育程度、高血压、糖尿病、肥胖、听力障碍、脑损伤、抑郁、缺少社会交往和空气污染等 12 种危险因素。

其次，少部分是无法改变的危险因素：如年龄（尤其是超过 65 岁）、女性、痴呆家族史、携带风险基因 $ApoE\varepsilon4$ 等位基因和存在致病基因（APP、$PSEN1$ 和

PSEN2 基因等)突变均可不同程度增加认知障碍的发生风险。

 六　认知障碍的预防

全球首个阿尔茨海默病国际预防指南建议,针对可以改变的危险因素,调节整个生命历程中的上述 12 种危险因素有望延缓或预防 40% 痴呆患者发生。

（一）保持健康生活方式

（1）体重管理:65 岁以内避免肥胖,65 岁以上不宜太瘦。

（2）教育与动脑:早年尽可能多地接受教育;多从事脑力活动。

（3）坚持定期体育锻炼。

（4）不要吸烟,避免接触二手烟;不酗酒。

（5）保持良好睡眠,出现睡眠障碍时,及时就医。

（二）避免罹患会增加阿尔茨海默病发病风险的疾病

避免患上糖尿病、高血压、脑血管病、头部外伤、抑郁症、心血管疾病、高同型半胱氨酸血症等疾病,如果已经有以上疾病之一,建议定期监测认知功能。

（三）保持情绪稳定

需要放松心情,避免过度紧张,减少情绪低落,如有焦虑、抑郁的症状,建议尽早进行合理干预和治疗。

（四）坚持健康饮食

可以搭配水果、蔬菜、全谷物、鱼类、鸡肉、坚果、豆类和橄榄油等健康饮食,同时限制饱和脂肪、红肉和糖。不建议过度食用维生素 C、D、E、ω-3 脂肪酸等保健品。可推荐的用于药膳和食疗的食材主要有马齿苋、桑葚、山药、枸杞子、木瓜、薏苡仁等。

（五）丰富日常活动

每天打牌、玩文字游戏、步行 20 分钟,以及与家人和朋友聊天或发送电子邮件都具有预防痴呆发生的作用。

（六）慎用预防药物

目前研究显示,不建议使用治疗该病的用药——乙酰胆碱酯酶抑制剂(盐酸多奈哌齐)来预防阿尔茨海默病。对于绝经后女性,也不建议使用雌激素替代治疗来预防阿尔茨海默病。

第二节　照护要点

 照护原则

（一）轻度认知障碍患者

促进社交，适当的体育锻炼，多参与传统的益智游戏。

（二）痴呆患者

轻、中度痴呆患者，应尽可能给予自我照顾的机会，并进行生活技能训练，以提高老年人的自尊，遵循"帮助而不包办"原则。重度痴呆完全不能自理时，应专人护理，防止跌倒和长期卧床，如已是卧床状态，需积极防治并发症，防止误吸、坠床等意外事件发生。

 生活照料要点

（一）轻度认知障碍患者

因轻度认知障碍的老人，日常生活不受影响，应鼓励其独立完成各项生活事务。

（二）轻度和中度痴呆患者

针对轻度和中度痴呆的老人，需根据患者的活动能力、个体执行力和认知障碍的程度，来决定照护者生活照料的程度。可以从以下几方面入手：

1. 穿着方面　尽量简化穿衣过程，让穿衣过程有序，使用简短指令让患者穿衣，使用合适的肢体动作。可以在抽屉上做好衣服类型的标识，方便患者自行拿取。保证患者有足够的穿衣时间。选择舒适简单的衣服（如拉链和尼龙搭扣代替纽扣和打结），穿着舒适防滑的鞋子。选择舒适安全的环境穿衣服（如浴室容易滑倒，不推荐作为更换衣服的场所）。

2. 如厕方面　鼓励老人独立如厕，帮助养成规律上厕所的习惯，如设置时间表、使用排尿提醒器或定时语言提醒等，关注老人表达需要上厕所的非语言表现。预留充分的如厕时间，不要催促老人。用一个文字或图案的标识让老人容易找到厕所。评估老人漏尿和尿失禁的症状，必要时使用成人尿布预防意外尿失禁，即便发生尿失禁，也不要责骂患者。保护老人的隐私，通过鼓励和安慰来保护老人尊严。照护者应学会如何应对因周边环境变化而出现的突发事件，如外出时患者突然要大小便。

3. **进食方面** 采用老人熟悉的用餐顺序和饮食。调整食物的状态，便于老人吞咽。锻炼老人自主进食，可以使用工具型或者改良餐具，帮助老人进食，允许老人手抓食物。如果老人不能自主进食，照护者需帮助老人保持正确、舒服的体位进食，如半坐位（躯干＞30°的仰卧位，头、颈部前屈）、坐位（双膝关节屈曲90°）。提供安静放松和明亮熟悉的进食环境，使用彩色餐具提高食物的辨识度。尽量与大家一起吃饭，如果老人吃得很慢，可以语言鼓励或用肢体语言提示，避免催促。保证足量液体摄入，提供多种食物的选择，优选老人喜欢的高能量食物。保持口腔健康，必要时遵医嘱加用营养补充剂，如多种维生素。

4. **睡眠方面** 保持适宜的睡眠环境，卧室温度一般冬季为 18～22℃，夏季为 25℃ 左右，湿度以 50%～60% 为宜。保持夜间环境黑暗，白天环境明亮，减少夜间噪声和夜间觉醒次数。对有失眠和昼夜节律紊乱的痴呆老人，首先建议进行非药物治疗，包括睡眠卫生教育、光照疗法、睡前按摩放松、限制晚间摄入的液体总量、晚餐不宜过饱、禁止晚间饮酒或咖啡、锻炼等活动，如改善不明显者，建议寻求专业医生帮助或药物治疗。

5. **用药管理** 痴呆老人常存在忘记吃药、误服过多药或吃错药等情况，因此在老人服药时需要有照护者监督其服药情况。老人需服用多种药物时，照护者可使用一周分装药盒或用药时刻表，协助老人按时按量服药。照护者可在老人手机上设置用药提醒闹钟，做到定期定时提醒。同时，建议照护者将剩余药物整理存放在安全的地方，并定期对所有药物进行核对。另外，对于轻度痴呆患者，可让老年人自行做好服药的记录，以保证用药安全。多重用药会增加跌倒和药物不良反应的风险，家庭照护者需要观察药物的作用和副作用，及时报告医生。

6. **家务管理** 鼓励并辅助老人尽可能多地进行简单家务活动，如洗菜、摘菜、洗碗、清洗简单衣服、整理床铺、扫地、擦桌子等。

7. **购物管理** 鼓励老人使用购物清单购物，照护者陪同并协助清点物品。如有必要，照护者可以帮助付款。

8. **财务管理** 照护者应了解老人的财务管理能力，提醒或协助老人支付水、电费及煤气费和电话费等账单。建议家属提前了解老人的银行卡和其他财务账面情况，防止误转钱财或上当受骗。

9. 出行和交通　如果老人的驾驶能力基本正常，可以在照护者的陪伴下开车。当乘坐公共交通工具出行时，照护者应该陪同，并帮助找到站台和路线。

10. 社交沟通方面　鼓励和帮助老人独立打电话，多参与交流。提倡痴呆老人积极参加社区集体活动，如在社区活动中心定期举办的锻炼班、社会活动和教育讲座，以及有条件的社区创办的记忆咖啡馆或痴呆咖啡馆等，不仅可以为痴呆老人提供一个安全和照顾他们的空间，同时也能为照护者提供相互交流的空间。同时，应避免老人独居。

11. 电子产品使用方面　鼓励并协助痴呆老人使用手机、遥控器、简单家电等。指导老人使用方法时，照护者应有耐心，不催促、不嫌弃。

12. 个人卫生管理　对于轻、中度痴呆的老人，照料者尽可能鼓励其自行完成洗脸、刷牙、洗澡、洗脚等日常清洁活动，照料者适当陪伴并适时给予帮助。对于重度痴呆的老人，照护者需帮助老人完成口腔清洁及个人卫生等日常清洁，对于卧床及大小便无法自理的老人，建议使用成人尿不湿，并及时清理污物、更换洁净衣物。如涉及压疮照护、鼻饲饮食、导尿管照护、口腔吸痰等，建议聘请专业人员完成或者将老人送至专业照护机构进行专业照护。

（三）痴呆精神行为症状的照护要点

部分老人有痴呆的精神行为症状，除了记忆等认知功能损害之外，常常会出现感知觉、情感及思维行为的异常或紊乱，包括错觉、妄想、焦虑、抑郁、易激惹、冲动行为及脱抑制行为等。不仅给患者本人带来痛苦，也加重了照料者负担。严重者建议入住精神卫生中心治疗。针对轻度且部分存在自制力的痴呆的精神行为症状的老人，可以从以下几方面入手：

1. 痴呆精神行为症状的识别与评估　详细记录症状出现的诱发因素、表现形式、持续时间、频率、强度及其对患者和照护者的影响，是缓解其症状的前提。

2. 痴呆精神行为症状的干预措施

（1）激越或攻击行为：首先查找引起激越/攻击行为的躯体原因和诱发患者不愉快的环境因素，以疏导、解释或转移注意力等方式使之安静下来。在保障患者安全的情况下，最大限度允许患者自由活动。芳香疗法、光照疗法、游戏疗法、音乐疗法、触摸疗法等均能不同程度减少患者的攻击行为。

（2）抑郁或心境恶劣：营造安全、平静的环境，接受足够的自然阳光（要注意日落现象）及音乐和语言交流可有效预防和治疗抑郁情绪。

（3）异常运动行为：对重复刻板语言和行为的患者，可采用安慰、忽略、转移注意力等应对方法。

 环境安全要点

（一）提供较为固定的生活环境

避免因搬家和突然改变居住环境而增加老年人的精神行为问题。

（二）降低环境安全风险

为老人提供一个安全、可靠、便于走动的内外环境，同时降低环境中的安全风险，减少安全隐患。可以做到"五防"：

1. 防水　避免老人独自开关水龙头，条件允许者可安装感应式水龙头。尽可能穿防滑鞋，防止滑倒、摔伤。

2. 防火　避免老人独自使用灶台导致失火，厨房设备尽可能安装自动关闭功能，不用灶台时关闭煤气总阀门。

3. 防烫伤　将常用水温设置在50℃或更低，避免老人独自使用电水壶、热水器、电饭锅等，还需特别关注卧室电热毯、加热器或加热垫的使用，适时关闭电源。

4. 防走失　为避免患者走失，可在家安装复杂的门锁、隐藏出口和门把，使用电子产品如门窗感应器、远程报警器、电子定位装置等，有条件的家庭可以安装远程视频监控，观察痴呆老人的活动状况，保证其安全。外出时最好有照护者陪同或佩戴写有老年人姓名和电话的卡片或手镯，建议佩戴具有定位功能的电子设备。

5. 防伤害　避免痴呆老人自伤或伤人，管理好家庭危险品，避免患者误用或误食。

（三）优化环境刺激

活动及就餐区域有明亮而均匀的光线，摆放色彩明亮的特定照片、图片和壁画，卫生间的马桶盖或花洒出水口添加色彩，让色彩发挥应有的意义，摆放各种花草，喷洒喜欢的香味，增加室内的嗅觉刺激。播放老年人喜欢的音乐，增加听觉刺激。可提供仿真娃娃、老年人喜欢的宠物或玩偶等，摆放不同的纹理编织物品，如沙发上的针织物或软垫等能带来不同触觉感受的物品。长期卧床不能外出的老年人，可用录音或投影的方式，让老年人聆听来自自然界的声音，如鸟叫声、海浪声等。

（四）提供定向线索

在厕所、卧室、厨房门口张贴用于辨认场所的图案或照片，卧室、客厅及餐厅等活动区域放置能清晰显示时间、日期的钟表和日历，放置显示当前季节的图片或植物，来帮助老年人辨别时间和季节。

四 认知干预要点

认知干预是指通过外界各种干预手段来改善认知功能。可以分为认知刺激、认知康复和认知训练等。认知刺激主要针对轻中度痴呆患者，可以通过持续数周的主题讨论、手工制作、集体游戏等小组活动来改善患者的认知功能。认知康复是通过医生和照料者协作，采用个体化干预手段或策略，维持和改善患者进食、穿衣、洗漱等日常生活基本功能。认知训练是指借助系统设计的任务，针对注意、记忆、逻辑推理等认知域进行难度自适应训练，来提升个体认知功能。可参考下列认知训练的内容。

（一）传统的益智游戏

1. 飞行棋、象棋、扑克、纸牌、麻将　多人参与，进行脑力训练的同时进行社交活动。

2. 积木、拼图、折纸　从视觉、触觉方面，提升智力。

3. 串珠、编手链　训练手指功能，促进大脑认知，比较适合女性患者。

4. 钓鱼比赛　训练手眼协调能力。

5. 书法和绘画　能够帮助患者提升认知功能并有助于情绪管理。

6. 日常生活能力训练　使用玩偶模拟穿脱衣服、穿脱鞋子、扣纽扣、绑鞋带等日常生活技能训练，模拟超市、菜场等日常生活场景训练。

（二）认知训练内容

1. 记忆训练　观看老照片并回忆过去的事件有助于帮助老人保持长期记忆。或让老人回忆数字和日期、重复电话号码等可以改善短期记忆。

2. 定向训练　定向训练可以与日常生活结合。选择老人感兴趣或者有情感依赖的记忆材料来进行训练，并强化事件的时间、地点和人物。

3. 语言交流能力训练　让老人尝试训练图片卡上的事物命名和描述，先从简单的开始，再逐渐提高难度。在此过程中应给予老人积极的鼓励和赞赏。可以通过记录、听写、基于图片的写作或者写日记来增强写作技巧。阅读和唱歌也可尝试。

4. 计算训练　简单的算术计算有利于老人计算能力的改善。计算训练的难度可以根据老人的情况渐进式提高。

5. 运动训练

（1）有氧运动：推荐快走、慢跑、骑自行车、球类运动、游泳等，建议每次至少45分钟，一周3次，持续4～6个月及以上。

（2）抗阻运动：推荐包括器械、弹力带和徒手抗阻。哑铃、水瓶、沙包、弹力带等健身器具可作为阻力负荷，也可以用躯体自身的重量（如仰卧起坐、俯卧撑、对空蹬腿等），每次60分钟，一周2次，持续6个月及以上。

（3）多成分运动：推荐主张多种运动形式相结合，包括有氧运动、抗阻运动、平衡与协调训练等，尤其适用于老年人，每次30～60分钟，一周3～4次，持续4个月及以上。

（4）中华民族传统体育项目：包括八段锦、五禽戏、六字诀等，建议每次30～60分钟，一周3～5次，持续3～6个月及以上。

（5）运动游戏：如虚拟舞蹈游戏、交互式视频游戏等，也被推荐作为传统运动形式的补充或替代，对患者执行功能的干预效果较好，每次45～60分钟，一周2～3次，至少持续3个月。

第三节　照护清单

照护清单如表3-1所示。

表3-1　认知障碍每周照护清单

时间	星期一	星期二	星期三	星期四	星期五	星期六	星期日
06:00—07:30	起床、洗漱、早饭时间						
07:30—08:30	餐后休息时间						
08:30—09:30	有氧运动	传统体育项目	有氧运动	传统体育项目	抗阻运动	传统体育项目	有氧运动
09:30—10:00	运动后休息时间						
10:00—11:00	记忆训练	定向训练	语言训练	计算训练	记忆训练	定向训练	语言训练
11:00—14:00	午餐及午休时间						
14:00—17:00	益智游戏	社区活动	益智游戏	社区活动	益智游戏	社区活动	益智游戏

（续表）

时间	星期一	星期二	星期三	星期四	星期五	星期六	星期日
17:00—18:00	晚餐及餐后休息时间						
18:00—20:00	传统体育项目	散步	传统体育项目	散步	散步	散步	传统体育项目
	此时间段运动应注意适当强度,不可剧烈运动						
20:00—21:00	睡前准备阶段						
21:00—06:00	睡眠时间						

注:1. 此清单应用时可根据受损认知域适当调整。
  2. 此清单不适用于重度痴呆及存在运动障碍和精神症状的老人。

（冯春花　张凯丽）

⋯ 参考文献 ⋯

［1］倪秀石,吴方,宋娟,等. 老年人认知障碍评估中国专家共识(2022)[J]. 中华老年医学杂志,2022,41(12):1430－1440.

［2］任汝静,殷鹏,王志会,等. 中国阿尔茨海默病报告 2021[J]. 诊断学理论与实践,2021,20(4):317－337.

［3］中国痴呆与认知障碍写作组,中国医师协会神经内科医师分会认知障碍疾病专业委员会. 2018 中国痴呆与认知障碍诊治指南(二):阿尔茨海默病诊治指南[J]. 中华医学杂志,2018,98(13):971－977.

［4］中国痴呆与认知障碍诊治指南写作组,中国医师协会神经内科医师分会认知障碍疾病专业委员会. 2018 中国痴呆与认知障碍诊治指南(六):阿尔茨海默病痴呆前阶段[J]. 中华医学杂志,2018,98(19):1457－1460.

［5］中国痴呆与认知障碍诊治指南写作组,中国医师协会神经内科医师分会认知障碍疾病专业委员会. 2018 中国痴呆与认知障碍诊治指南(七):阿尔茨海默病的危险因素及其干预[J]. 中华医学杂志,2018,98(19):1461－1466.

［6］中国痴呆与认知障碍诊治指南写作组,中国医师协会神经内科医师分会认知障碍疾病专业委员会. 2018 中国痴呆与认知障碍诊治指南(十):痴呆精神行为症状鉴别诊断和治疗[J]. 中华医学杂志,2020,100(17):1290－1293.

［7］中国痴呆与认知障碍诊治指南写作组,中国医师协会神经内科医师分会认知障碍疾病专业委员会. 2018 中国痴呆与认知障碍诊治指南(五):轻度认知障碍的诊断与治疗[J]. 中华医学杂志,2018,98(17):1294－1301.

［8］中国痴呆与认知障碍诊治指南写作组,中国医师协会神经内科医师分会认知障碍疾病专业委员会. 2018 中国痴呆与认知障碍诊治指南[J]. 中华医学杂志,2018,98(13):965－970.

［9］中国老年保健协会阿尔茨海默病分会,中国中药协会脑病药物研究专业委员会. 阿尔茨

海默病中西医结合诊疗中国专家共识[J]. 中华行为医学与脑科学杂志,2024,33(2): 97-108.

[10] 中国医师协会神经内科医师分会,认知训练中国指南写作组. 认知训练中国指南(2022 年版)[J]. 中华医学杂志,2022,102(37):2918-2925.

[11] 朱圆,余小萍,王刚. 老年痴呆患者基于社区支持的居家照护的专家建议[J]. 阿尔茨海 默病及相关病,2023,6(1):77-84.

第四章 睡眠障碍

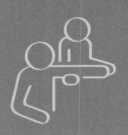

第一节 知识要点

扫描二维码，
观看本章微课

 睡眠障碍的概念

睡眠障碍是指一系列影响睡眠质量和数量的病症，包括入睡困难、睡眠维持困难、早醒、睡眠质量下降，以及白天过度嗜睡或疲劳等症状。这些病症可能由多种因素引起，包括生理因素、心理因素、环境因素和药物因素等。

 睡眠障碍的表现

睡眠障碍有多种表现形式，这些表现可以帮助人们更好地识别和理解这一问题。以下是一些常见的睡眠障碍表现。

（一）失眠

1. 入睡困难　患者在晚上躺在床上后，长时间无法入睡，通常超过 30 分钟。

2. 睡眠浅　患者虽然入睡，但睡眠不深，容易被轻微的声响或光线唤醒。

3. 夜间频繁醒来　在睡眠过程中，患者会多次醒来，导致睡眠片段化。

4. 早醒　患者比预期的起床时间更早醒来，并且无法再次入睡，导致总睡眠时间不足，进而影响到白天的精力和注意力。

（二）睡眠过多

与失眠相反，有些人可能会表现出过度的睡眠需求，尽管睡眠时间长，但患者仍感到疲倦，仿佛没有得到足够的休息。患者在白天会经常感到困倦，甚至在不适当的时候（如驾车时）也会打瞌睡。

（三）异态睡眠

1. 梦游 患者在睡眠中起床行走，但通常是处于半醒状态，对周围环境没有完全的意识。

2. 夜惊 患者在睡眠中突然尖叫、坐起或表现出恐惧的行为，但醒后往往不记得这些行为。

3. 梦魇 患者在睡眠中经历噩梦，醒后可能会感到恐惧、焦虑或悲伤等，这些行为通常发生在睡眠过程中，可能会对患者或他人造成一定的风险。

（四）睡眠呼吸暂停

在睡眠过程中，呼吸可能会突然暂停，这通常是由于呼吸道阻塞或中枢神经系统的问题引起的。

1. 阻塞性睡眠呼吸暂停 患者在睡眠中，由于呼吸道阻塞（如扁桃体肥大、肥胖等）导致呼吸暂时停止。

2. 中枢性睡眠呼吸暂停 这是由于大脑无法向呼吸肌肉发送正确的信号而导致的呼吸停止。

（五）不宁腿综合征

患者在休息或夜间睡眠时，腿部会感到不适，如痒、麻、疼痛等。为了缓解这种不适感，患者会有强烈的愿望移动腿部，这可能会导致失眠或睡眠质量下降。

（六）其他表现

此外，还有一些其他表现，如磨牙、夜间出汗过多、做噩梦等，这些都可能是睡眠障碍的表现。这些症状不仅影响患者的睡眠质量，还可能影响到其日常生活和工作。需要注意的是，睡眠障碍的表现可能因人而异，且可能由多种因素引起，包括生活习惯、环境因素、心理因素及某些疾病等。

 睡眠障碍的因素

老年人之所以容易有睡眠障碍，主要因为以下因素。

（一）生物钟发生改变

随着年龄增长，体内生长激素分泌减少和身体分泌褪黑素下降，人的睡眠模式也会有所改变。大部分老年人的生物钟会提前，他们多在傍晚六七点时有困意，而在凌晨三四点醒来，从而导致睡眠紊乱、失调。

（二）身体能量消耗少

由于老年人已经退休，不需要做什么体力活，在身体能量消耗不大的状态下，不会感觉疲劳，也就不容易有困意，特别是有午睡习惯的老年人，到了晚上更容易睡不着。

（三）疾病或药物带来副作用

老年人身体器官逐渐退化，容易遭受各种疾病的侵袭，如心脑血管疾病、偏头痛等引起的身体不适都会导致出现睡眠障碍。此外，长期服用一些药物，如常见的糖皮质激素、甲状腺激素及氯丙嗪等药物，也可能导致失眠。

（四）夜尿增多

有些老年人存在前列腺问题或是泌尿系统功能下降，会出现夜尿增多的现象，导致自己在起床后再次入睡困难。

（五）其他因素

周围声音太过嘈杂、房间太过明亮，影响老年人所处的睡眠环境；忧思过度，过度思念子女，帮子女带小孩压力过大，产生低落情绪等，也会导致老年人的睡眠出现问题。

 四 睡眠障碍的预防

预防睡眠障碍需要从多个方面进行综合调整和改善。以下是一些建议，帮助预防睡眠障碍。

（一）建立规律的作息习惯

尽量保持每天相同的入睡和起床时间，这样有助于调整生物钟，让身体适应一种固定的睡眠节律。设定固定的入睡和起床时间，确保每天都尽量在同一时间入睡和起床，包括周末和节假日；遵守作息计划，不要轻易改变。如果偶尔需要熬夜或早起，也应尽量在接下来的几天里调整回来；如果需要午睡，尽量控制在 20～30 分钟，避免过长时间的午睡影响晚上的睡眠。

（二）营造适宜的睡眠环境

确保卧室安静、黑暗、凉爽且舒适。

1. 降低噪声　使用耳塞、白噪声或调整房间布局来减少噪声干扰。

2. 控制光线　使用遮光窗帘、调暗房间灯光或使用睡眠面罩来保持卧室的黑暗。

3. 调整温度　根据个人喜好调整房间温度,但通常建议保持在 18～22℃ 之间。

4. 选择合适的床品　选择舒适、支撑性好的床垫和枕头,确保床铺的整洁。

（三）放松身心

在睡前一小时避免过度刺激的活动,如看电视、使用电脑或手机等。可以尝试一些放松的活动,如深呼吸、瑜伽、冥想或听轻音乐,以帮助减轻紧张情绪和焦虑感。建立睡前习惯,如洗热水澡、泡脚、阅读等,这些活动可以帮助放松身心,为睡眠做好准备。

（四）控制饮食

1. 避免咖啡因和刺激性食物　如咖啡、茶、巧克力等,这些食物中的咖啡因和其他成分可能刺激神经系统,影响睡眠。

2. 控制糖分摄入　高糖食物可能导致能量波动,影响睡眠质量。

3. 避免过饱或过饿入睡　适量进食,避免过饱或过饿入睡,以免影响睡眠。

（五）适度运动

1. 定期进行体育锻炼　如散步、慢跑、游泳等,这些运动可以帮助提高睡眠质量。

2. 注意运动时间　避免在睡前进行剧烈运动,以免刺激神经系统导致失眠。建议在白天或傍晚进行运动。

3. 逐渐增加运动量　根据个人情况逐渐增加运动量,避免突然过度运动导致身体不适。

（六）管理情绪和压力

1. 学会放松技巧　如深呼吸、冥想等,这些技巧可以帮助缓解紧张情绪和焦虑感。

2. 与他人交流　与亲朋好友分享自己的感受和困扰,寻求支持和建议。

3. 参加兴趣爱好活动　如绘画、音乐、运动等,这些活动可以帮助人们放松身心,减轻压力。

4. 寻求专业心理咨询　如果情绪和压力问题严重影响到日常生活和睡眠,建议寻求专业心理咨询师的帮助。

（七）限制饮酒和戒烟

1. 限制饮酒　酒精虽然可以让人更快地入睡,但会降低睡眠质量,导致浅睡眠和早醒。因此应尽量避免或限制饮酒。

2. 戒烟　烟草中的尼古丁和其他成分可能刺激神经系统，影响睡眠质量。因此应尽量戒烟或避免在睡前吸烟。

（八）保持良好的生活习惯

1. 保持规律的饮食　确保每天三餐规律，避免暴饮暴食或过度节食。

2. 充足的睡眠　确保每天获得足够的睡眠时间，根据个人情况调整睡眠时间。

3. 适度的运动　定期进行适度的体育锻炼，保持身体健康和活力。

4. 良好的心态　保持积极乐观的心态，学会面对和解决问题，避免过度担忧和焦虑。

第二节　照护要点

 照护原则

（一）个性化关怀

每个老年人的睡眠需求和习惯都有所不同，因此照护工作应基于个体的需求和偏好来制订。

（二）创造舒适环境

为老年人提供一个安静、整洁、温度适宜的睡眠环境，有助于提升他们的睡眠质量。

（三）规律作息

建立并维持规律的作息时间表，有助于老年人形成良好的睡眠习惯，并促进生物钟的稳定。

（四）关注身心健康

老年人的身体健康和心理健康都会影响其睡眠质量，因此需要全面关注他们的身心健康状况。

（五）尊重与沟通

尊重老年人的意愿和选择，同时与他们保持良好的沟通，以便更好地了解他们的需求和问题,并提供针对性的照护。

 生活照料要点

(一)环境营造的细致化

老年人体温调节能力较差,因此室内温度在夏季应保持在 26～30℃,冬季保持在 18～22℃,同时相对湿度应控制在 50%～60%。在营造舒适的睡眠环境时,除了注意温湿度、噪声和光线等基本要素外,还可以进一步考虑一些细节方面的改善。例如,可以在室内摆放一些温馨的照片或艺术品,增加室内的生活气息和温馨感;还可以在床头放置一个小夜灯或台灯,方便老年人夜间起床或阅读。此外,为了保持室内空气的清新和卫生,可以定期开窗通风或使用空气净化器;同时,要注意定期清洁和更换床单、被罩等床上用品,保持床铺的整洁和卫生。

(二)床铺调整的个性化

在调整床铺和枕头时,要根据老年人的个人习惯和身体状况进行个性化调整。例如,有些老年人可能喜欢较软的床铺,而有些则可能更喜欢较硬的床铺;有些老年人可能需要较高的枕头来支撑头部和颈部,而有些则可能需要较低的枕头来保持呼吸道畅通。因此,要尊重老年人的个人选择和感受,并在必要时提供专业的建议和帮助。同时,要定期检查床铺和枕头的状态,及时更换或维修损坏的部分,确保它们始终保持良好的使用状态。

(三)睡前准备的全面性

在睡前准备方面,除了鼓励老年人保持一定的活动量和播放轻松的音乐外,还可以考虑一些其他方面的准备。例如,可以为老年人准备一杯温热的牛奶或蜂蜜水,帮助他们放松身心并促进睡眠;还可以为他们提供一个安静的阅读环境或提供一些轻松的阅读材料,帮助他们放松并进入睡眠状态。此外,在老年人睡前要避免给予过多的食物或饮料,以免影响他们的睡眠质量和健康。同时,要关注老年人的睡前情绪状态,及时发现并处理他们可能存在的焦虑、不安等情绪问题。

(四)生活习惯调整的科学性

在调整老年人的生活习惯时,要注重科学性和合理性。首先,制订并执行固定的作息时间表,包括起床、就餐、休息和睡眠时间,让老年人每天按照这个时间表进行作息。这有助于调整他们的生物钟,使身体逐渐适应一种规律的睡眠模式,改善睡眠质量。其次,要关注老年人的饮食健康。建议他们晚上避免摄入过多油腻或辛辣的食物,以免影响消化和睡眠;同时,要鼓励他们适量摄入富含蛋白质和维生素的食物,以补充身体所需的营养和能量;此外,要鼓励老年人进行适量的运动。运动不仅可以促进身体健康,还可以改善睡眠质量。但需要注意的是,运动时间和强度要适中,避免在睡前进行过于剧烈的运动;还要关注老年人的睡眠状况,及时发现并处理睡眠中的异常情况,如说梦话、睡眠呼吸暂停等。

（五）情绪疏导的专业性与人文关怀

当老年人出现睡眠障碍时,可能会伴随焦虑、烦躁等不良情绪。此时,家属和照护者需要具备一定的情绪疏导能力,能够及时发现并处理老年人的情绪问题。在情绪疏导过程中,要注重专业性和人文关怀的结合,提供必要的情感支持。同时,要尊重老年人的个性和习惯,给予他们足够的自主权和选择权。在照护过程中,要与他们建立良好的沟通和信任关系,了解他们的需求和意愿,让他们感受到关爱和尊重。

第三节　照护清单

照护清单如表 4-1 所示。

表 4-1　老年睡眠障碍照护清单

时间	星期一	星期二	星期三	星期四	星期五	星期六	星期日
06:00—07:30	轻轻唤醒,避免过度刺激;协助洗漱,注意防滑;准备易消化、营养丰富的早餐						
07:30—08:30	餐后散步,促进消化;观察精神状态,了解睡眠质量						
08:30—09:30	慢跑	太极拳或八段锦	慢跑	太极拳或八段锦	抗阻运动	太极拳或八段锦	室内自行车
09:30—10:00	运动后休息时间;准备茶水或温水						
10:00—11:00	轻度阅读	听音乐	下棋或其他社交活动	轻度阅读	听音乐	下棋或其他社交活动	下棋或其他社交活动
11:00—14:00	准备营养丰富、易于消化的午餐;餐后午休,保持环境安静、舒适						
14:00—17:00	手工活动	社区活动	听音乐	社区活动	园艺活动	社区活动	社区活动

（续表）

时间	星期一	星期二	星期三	星期四	星期五	星期六	星期日
17:00—18:00	晚餐及餐后休息时间						
18:00—20:00	散步	广场舞	散步	广场舞	散步	广场舞	散步
	此时间段运动应注意适当强度,不可剧烈运动,避免大量饮水						
20:00—21:00	协助洗漱,保持身体清洁;营造安静、舒适的睡眠环境						
21:00—06:00	睡眠时间,定时巡视,确保安全;如有需要,协助翻身或调整睡姿,监测睡眠情况,记录睡眠质量						

注:此清单应用时可根据老年人群实际情况适当调整。

（李冬梅　李红月）

… 参考文献 …

［1］粟成秀.老年患者睡眠障碍因素及护理应用进展［J］.中文科技期刊数据库(全文版)医药卫生,2023(12):189-192.

［2］中国老年医学学会睡眠医学分会,陈宇洁,韩芳,等.老年睡眠呼吸暂停综合征诊断评估专家共识［J］.中国全科医学,2022,25(11):1283-1293.

［3］中国营养学会临床营养分会,李振水,陈伟,等.老年睡眠障碍患者营养干预专家共识［J］.中华老年多器官疾病杂志,2023,22(10):721-728.

［4］中华医学会神经病学分会神经感染性疾病与脑脊液细胞学学组,中华医学会神经病学分会睡眠障碍学组,王佳伟,等.致死性家族性失眠症中国诊断标准共识2021［J］.中华神经科杂志,2022,55(11):1236-1244.

第五章　视觉障碍

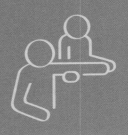

第一节　知识要点

扫描二维码，
观看本章微课

一　视觉障碍的概念

视觉障碍,也称"视觉缺陷",是由于多种原因,导致视觉器官的构造或机能发生部分或全部的障碍,经治疗对外界事物仍无法做出辨识。老年人随着年龄的增长,眼睛的各种功能逐渐减退,易患老花眼、眼底病变、白内障、青光眼等疾病,导致出现视力下降、视物模糊、视物变形、视野缺损等视觉问题。

二　视觉障碍的分级

视觉障碍并不等同于完全看不见。视觉障碍的范围很广,从轻微的视力下降到完全失明都包括在内。以日常生活视力(双眼中较好眼的最佳矫正视力)作为评价标准,视觉障碍可分为轻、中、重度视觉障碍以及盲,其中生活视力低于0.5为轻度,低于0.3为中度,低于0.1为重度,低于0.05为盲。视觉障碍也可分为0～5级:0级表示轻度视觉障碍,1级表示中度视觉障碍,2级表示重度,3～5级为盲。盲并非完全看不见,他们可能需要通过辅助工具,如放大镜、眼镜等看到物品。

三　导致视觉障碍的疾病

（一）老年性白内障

老年性白内障是由于眼睛的晶状体变得混浊,导致视力下降,是最常见的眼病之一。

（二）青光眼

青光眼可导致视神经损伤,造成视力下降、视野缩小。

（三）年龄相关性黄斑变性

年龄相关性黄斑变性可导致中心视力下降、视物变形等症状。

（四）糖尿病视网膜病变

糖尿病视网膜病变是糖尿病患者常见的眼部并发症，可导致视网膜血管损伤、出血、渗出等症状，进而影响视力。

（五）视网膜动脉阻塞

视网膜动脉阻塞是一种由于视网膜动脉阻塞导致视网膜缺血的疾病，未及时治疗会导致突然性的视力丧失。

（六）老花眼

老花眼是一种与年龄相关的生理变化，导致眼睛调节能力下降，使得看近处物体变得困难。

除了上述疾病外，视觉障碍相关因素还包括：屈光不正（近视、远视、散光）、全身性的循环障碍和代谢障碍（如高血压等、糖尿病）、脑部疾病（如脑肿瘤、脑外伤等）。因此，如果老年人出现视觉障碍症状，应及时就医并进行专业检查，以明确病因并采取相应的治疗措施。

四　视觉障碍的临床表现

（一）视力下降

视力下降是视觉障碍最明显的表现，老年人看远处的物体变得模糊，需要更近距离才能看清楚，是由于眼球的屈光不正或白内障等眼病所导致。

（二）视野缩小

视野缩小指随着年龄的增长，眼睛能够看到的范围也会逐渐缩小，是由于眼部疾病、神经系统疾病或视网膜病变等原因造成。

（三）色觉异常

色觉异常表现为对颜色的辨别能力减弱，颜色的区分变得困难，即通常所说的色盲或色弱。

（四）重影或复视

出现看到多个物体的现象，即重影或复视，是由于眼部肌肉不协调、神经系统疾病或眼部疾病等原因引起。

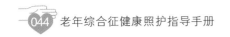

（五）对比敏感度降低

对比敏感度降低会导致对低对比度物体的辨识能力下降，即难以区分颜色相近或亮度相近的物体。这可能会影响老年人的阅读、写作和日常生活。

（六）暗适应能力下降

在光线较暗的环境中，老年人可能需要更长的时间来适应并看清周围的物体。因为眼睛中的视网膜杆细胞功能下降，导致对暗光的反应变慢。

（七）畏光或流泪

老年人可能对光线敏感，感到畏光，或在某些情况下容易流泪。这可能是由于眼部疾病、干眼症或其他原因导致。

视觉障碍的表现可能因人而异，受到多种因素的影响。如果出现任何眼部不适或视觉障碍的症状，应及时就医，以便找出原因并采取相应的治疗措施。

五　引起视觉障碍的危险因素

视觉障碍的危险因素多种多样，主要可以归纳为以下几种。

（一）眼部疾病

眼部疾病是导致视觉障碍的直接原因，如白内障、青光眼、老年性黄斑病变性、糖尿病视网膜病变、眼外伤等，造成视力下降、视野变小或其他视觉障碍。

（二）全身疾病

全身疾病如高血压、糖尿病、动脉硬化等，这些疾病影响眼部血管的供血和营养，导致视网膜病变或其他视觉障碍。

（三）遗传因素

有些视觉障碍与遗传因素有关，如高度近视、青光眼等。

（四）环境因素

长期过度用眼、暴露在强光环境下、眼部受伤等都可能导致视觉障碍。

（五）年龄

随着年龄的增长，人体的各个系统都在发生退行性改变，视觉系统也不例外。老年人的眼球结构、视网膜功能、晶状体透明度等都可能发生变化，导致视力下降或其他视觉障碍。

（六）药物副作用

长期或大剂量使用某些药物如糖皮质激素、非甾体类抗炎药、抗疟类药物、抗结核类药物等，可引起眼组织产生功能性或器质性损害，导致视觉障碍。

（七）不良生活习惯

长期吸烟、饮酒、饮食不均衡、缺乏运动、长时间近距离用眼等，会增加老年人患视觉障碍的风险。

视觉障碍的预防

预防视觉障碍需要从多个方面综合考虑，只有全面、科学地预防，才能有效降低视觉障碍的发生风险。

（一）定期进行眼科检查

即使视力没有明显下降，也建议每年至少进行一次眼科的检查，早发现眼部问题，采取有效的治疗措施，对于已经存在眼部疾病的老年人，要根据医生的建议进行定期复查。

（二）控制慢性疾病

如糖尿病、高血压、高血脂等，长期慢性疾病会导致眼部微血管损伤，造成视网膜病变和其他眼部问题，因此需要定期检查和控制这些疾病，遵循医生的建议，按时服药。另外要规律运动，保持适当的体重，戒烟限酒，降低患眼部疾病的风险。

（三）改善用眼习惯

避免长时间近距离看书、看电视或使用电子设备；每次用眼 30 分钟，休息 10 分钟，向远处眺望或闭目养神；晚夜间看手机光线要适宜，以缓解眼睛疲劳。不熬夜，睡眠保持充足，有助于维持眼部健康。

（四）保持眼部卫生

定期清洁眼睛，避免用手揉眼，以减少感染的风险；佩戴合适的眼镜，定期更换和清洁眼镜，以保持其清晰度和功能；对于长时间使用电子设备或阅读的老年人，选择具有防蓝光功能的镜片，有助于减少眼睛疲劳。

（五）避免紫外线伤害

在户外活动时，佩戴遮阳工具，如遮阳眼镜，尽量减少中午外出，因此时紫外线辐射最强烈,以减少对眼睛的伤害。

（六）观察药物副作用

在使用一些药物后,如出现视物模糊、视力下降等眼部症状,要及时就医,进行眼部检查,调整用药剂量,避免因用药不当而伤害到眼睛。

（七）合理均衡饮食

平时要多吃新鲜水果、蔬菜、坚果及富含维生素 A、ω - 3 脂肪酸的食物,如鱼类、坚果和橄榄油等,有助于维护视网膜和眼部血管的健康;控制盐和糖的摄入,减少高脂食品,以预防慢性疾病如糖尿病和高血压等,这些疾病可能影响视觉健康。

（八）注意生活安全

在家中保持环境整洁,避免跌倒等意外导致眼部受伤,在进行可能飞溅到眼睛的活动时,如烹饪或使用化学清洁剂,注意防护,必要时应佩戴护目镜。

（九）教育与认知

学习有关视觉障碍和眼部疾病的知识,了解常见的症状和处理方法;认识到视觉障碍的风险因素,并采取适当的预防措施。

第二节　照护要点

 照护原则

（1）根据老人视力及视野的情况,来评估视觉障碍给老人带来的不便,最大限度减少视觉障碍给老人带来的风险。

（2）轻、中度视觉障碍老人,指导其进行视力训练,鼓励其独立完成各项生活事务。

（3）重度视觉障碍的老人,帮助其进行视力和生活技能训练,提高他们的视觉质量和生活质量,帮助他们保持独立、自信和舒适的生活。

（4）盲的老人,应为其提供全面的照护和支持,促进他们的社会融合和自立自强。

生活照料要点

轻度视觉障碍的老人,对日常生活影响不大,应鼓励其独立完成各项生活事务。中、重度视觉障碍的老人,需根据老人的活动能力、个体执行力和视觉障碍的程度,来决定照护者生活照料的程度。可以从以下几个方面入手。

（一）穿着方面

选择舒适简单的衣服(用如拉链和尼龙搭扣代替纽扣和打结),分门别类整理和收纳衣物可以帮助老人快速找到衣物,可以在抽屉或者篮筐上做好衣服类型的标识,方便老人自行拿取;穿着舒适防滑的鞋子;选择舒适安全的环境穿衣服(如浴室容易滑倒,不推荐作为更换衣服的场所)。

（二）如厕方面

选择大字卡片或者颜色鲜艳的图片标记厕所的位置,方便老人寻找,厕所安装扶手方便老人蹲起,避免摔跤。外出时,照护者应尽量指导老人注意周围环境中卫生间所在之处,帮助老人安全快速地找到厕所。

（三）饮食方面

可以使带有用水位报警器的水杯等液体容器,避免液体外溢,造成烫伤或滑倒。采用老人熟悉的用餐顺序和饮食,可以使用工具型或者改良餐具,帮助老人进食,允许老人手抓食物;提供安静放松和明亮熟悉的进食环境,使用彩色餐具提高食物的辨识度;尽量与大家一起吃饭,如果老人吃得很慢,可以语言鼓励或用肢体语言提示,避免催促;保证足量液体摄入,提供多种食物的选择,优选老人喜欢的高能量食物;保持口腔健康,必要时遵医嘱加用营养补充剂,如多种维生素。

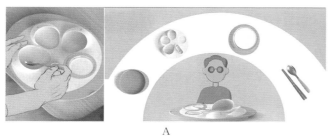
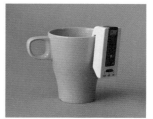

图 5-1 工具型或改良餐具

注:A. 改良型餐盘;B. 水位报警器水杯。

（四）睡眠方面

保持适宜的睡眠环境,卧室温度一般冬季为 18～22℃,夏季为 25℃ 左右,湿度以 50%～60% 为宜;白天环境明亮,夜间使用小夜灯;减少夜间噪声和夜间觉醒次数。对有失眠和昼夜节律紊乱的老人,首先建议进行非药物治疗,包括睡眠卫生教育、光照疗法、睡前按摩放松、限制晚间摄入的液体总量、晚餐不宜过饱、禁止晚间饮酒或咖啡、锻炼等,如改善不明显者,建议寻求专业医生帮助或药物治疗。

（五）用药管理

视觉障碍老人常因看不清药名和剂量,出现误服错药等情况,因此在老人服药时需要有照护者监督其服药情况。老人需服用多种药物时,照护者可使用一周分装药盒或用药时刻表,协助老人按时按量服药。照护者可在老人手机上设置用药提醒闹钟,做到定期定时提醒。同时,建议照护者将剩余药物整理存放在安全的地方,并定期对所有药物进行核对。多重用药会增加跌倒和药物不良反应的风险,家庭照护者需要观察药物的作用和不良反应,及时报告医生。

（六）家务管理

鼓励并辅助老人尽可能多地进行简单家务活动,如洗菜、洗碗、清洗简单衣服、整理床铺、扫地、擦桌子等。使用长柄工具,如长柄拖把或扫帚,减少弯腰和伸展的需要。

（七）购物管理

老年人可以定期访问同一家商店,以熟悉商店布局和摆放位置。鼓励老人使用购物清单购物,照护者陪同并协助清点物品;如有必要,照护者可以帮助付款。

（八）财务管理

照护者应了解老人的财务管理能力,提醒或协助老人支付水、电费及燃气费和电话费等账单。建议家属提前了解老人的银行卡和其他财务账面情况,防止误转钱财或上当受骗。

（九）出行和交通

照护者应陪同指导老人学会利用周围环境中的任何物体造成的视觉(包括颜色、光线强度对比)、听觉(行人、车流、店铺等的声音)、嗅觉(如店铺内飘出熟悉的气味)、触觉(包括温度)等刺激来评估所在环境行走是否安全。盲杖是视觉障碍患者最常见、最具独立性的辅助行走工具,老人尽量利用手、肩膀或盲杖等使用盲道,来进行自我保护,减少碰撞。随着社会的进步,专业导盲犬也越来越多,照护者也可教会老人使用导盲犬日常出行。

(十)社交沟通方面

鼓励和帮助老人积极参加社区集体活动,如在社区活动中心定期举办的锻炼班、社会活动和教育讲座,与他人建立联系和互动,不仅为老人提供一个安全和照顾他们的空间,同时也能为照护者提供相互交流的空间。

(十一)阅读方面

鼓励并协助老人借助放大镜、助视器、望远镜、阅读裂口器、点读笔等,满足老人看手机、电视机,听收音机,读报纸、书籍等需求,保持持续接收社会信息。指导老人使用方法时,照护者应有耐心,不催促、不嫌弃。

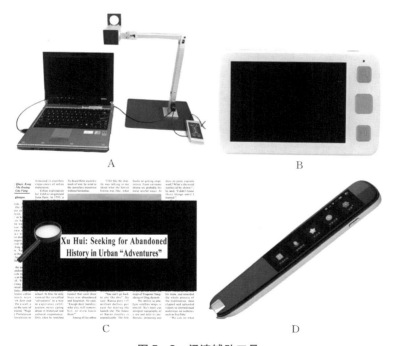

图5-2 阅读辅助工具

注:A.链接笔记本电子助视器;B.便携式电子助视器;C.阅读裂口器(镇纸放大镜下的黑色卡片状读物);D.点读笔。

（十二）个人卫生管理

对于轻、中度视觉障碍的老人,照料者应尽可能鼓励其自行完成洗脸、刷牙、洗澡、洗脚等日常清洁活动,照料者适当陪伴并适时给予帮助。对于重度视觉障碍的老人,照护者需帮助老人完成口腔清洁及个人卫生等日常清洁。对于卧床及大小便无法自理的老人,建议使用成人尿不湿,并及时清理污物、更换洁净衣物。如涉及压疮照护、鼻饲饮食、导尿管照护、口腔吸痰等,建议聘请专业人员完成或者将老人送至专业照护机构进行专业照护。

 三 环境安全要点

（一）改善照明

对于视觉障碍老人而言,保持生活环境的明亮非常重要。通过增加自然光和适当的照明设备,可以提高室内的光照水平,帮助老人更好地感知周围环境。同时,避免使用过于刺眼或产生眩光的灯具,确保光线柔和均匀。

（二）标识清晰

在家中或活动区域设置清晰易读的标识,可以帮助视觉障碍老人更加方便地找到所需物品或了解相关信息。标识应使用大号字体、对比鲜明的颜色,并放置在显眼的位置。例如,可以在门上张贴标识指示房间的用途,或在厨房中标注食材的存放位置。

（三）防滑设计

地面材料应选择防滑、耐磨、易清洁的材质,以减少老人跌倒的风险。在洗手间、浴室等易湿滑的区域,应铺设防滑垫或安装扶手,确保老人安全。此外,保持地面干燥、清洁,避免积水或杂物。

（四）家具电器

家庭环境布置以简洁、方便为原则,家具的边缘应设计成圆角,避免尖锐的边角对老人造成伤害。家具的摆放也应考虑到空间布局和老人的活动习惯,确保老人在移动和取物时不会因家具的阻碍而受伤。此外,还要教育老人正确使用电器设备,避免触电等危险情况的发生。在关键区域和设施旁,可设置声音提示装置,如开门提示音、水温提示音等。这些声音提示可以帮助老人准确判断环境和设施的状态,提高安全性和便利性。安装安全监控装置,可让照护者随时观察、监控老人的安全状况。

（五）辅助器具

辅助器具是视觉障碍老人日常生活中不可或缺的工具。例如,放大镜可以帮助患者更清晰地阅读文字,盲文书籍和点字器则可以帮助他们获取书籍信息。此外,还有各种各样的辅助器具,如语音提示器、电子导航设备等,可以帮助老人更好地应对生活中的各种挑战。

四 视觉干预要点

根据老人的需求及视觉功能的状态制订合适的干预方案,内容涵盖原发疾病的治疗、视觉障碍康复、康复训练、心理支持及多重残疾的视觉康复等内容。可参考下列视觉障碍训练的内容。

（一）原发病治疗

视觉障碍是各种原发疾病导致的视觉严重受损的状态,视觉康复不应该忽略原发疾病的治疗。对于可避免性视觉损伤,往往原发疾病解除后视觉功能可以得到极大改善;对于不可避免性致盲眼病导致的视觉损伤,原发疾病也应定期随访,避免或延缓参与视觉功能进一步下降。如青光眼需要及时降眼压,糖尿病视网膜病变需要接受严格控制血糖、控制新生血管等治疗。

（二）视觉障碍康复

1. 屈光矫正　科学验光配镜可以解决因为未矫正屈光不正导致的视力低下问题,结合老人配合程度、经济能力选择合适的矫正方式,如框架眼镜、角膜接触镜、双光镜、单眼视等。

2. 充分利用残余视力　助视器的使用是残余视力得到充分利用的最主要方法,每一种助视器都有其优势和缺点,根据老人自身情况选择合适的助视器,如眼镜式助视器(和普通眼镜最为相似,患者接受度高)、各种类型放大镜(手持式、台式)、望远镜(远用、近用)等、电子助视器(屏幕大、放大倍率、对比度、阅读模式可调)、智能手机放大应用软件、大字印刷品等;利用遮阳帽、偏光镜、阅读裂口器等可以提高对比度,改善视觉质量,使老人更容易辨认目标。

3. 利用其他感觉感知信息　最大化利用听觉、触觉、嗅觉等感觉来辅助获得外界信息,是视觉康复的重要补充。兼有语音功能的书和标记卡、计算器、体重计、水位报警器等,均以听觉代偿视觉的不足;墙缘防护、扶手、盲道使用触觉做补偿,盲杖也起到了延伸触觉的功能。光线的明暗、风向、盲道都提供了路面信息。超声波导向仪、全球定位系统、视力辅助软件、智能眼镜等,能帮助老人更加便捷地获取日常生活信息。

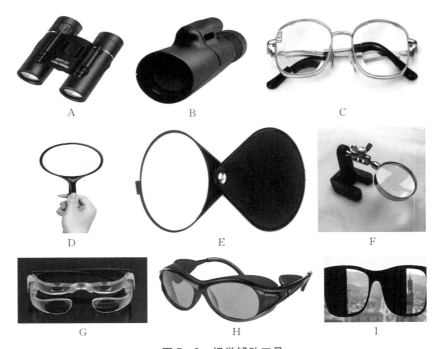

图 5 - 3　视觉辅助工具

注：A. 双目望远镜；B. 单目望远镜；C. 眼镜式助视器；D. 手持放大镜；E. 折叠式放大镜；F. 不带光源台式放大镜；G. 中距离用眼镜助视器；H. 滤过不同波长光线的护目镜；I. 偏盲棱镜。

（三）康复训练

康复训练内容包括助视器使用训练、定向行走能力训练、日常生活适应能力训练和社会适应能力训练等。

1. 助视器使用训练　望远镜及放大镜使用相对简单，老人可以快速适应新的视觉模式。助视器验配后需要跟进使用训练，训练原则先简单后复杂、先静止后运动，放大倍数先低后高，单次训练时间不宜过长。

2. 定向行走能力训练　室内家中物品相对固定放置，标识清楚，方便老人行走。室外指导老人学会利用周围环境中的任何造成视觉、听觉、嗅觉、触觉等刺激来进行自身定位，利用建筑物来估量空间距离，利用指南针等定位。利用导盲犬、导盲杖、导航系统等保障出行安全，更好地融入社会，享受正常的生活。

3. 日常生活技能训练 老人衣物分门别类整理和收纳,可以帮助老人快速找到衣物,衣服的质地、装饰、缝合处、领子、袖子、纽扣、胸针均可以提供有效的识别线索,可以在抽屉或者篮筐上做好衣服类型的标识,方便老人自行拿取;厨房技能培训包括安全使用电器、刀具、炉灶,以及善用各种小工具规避风险,如削皮刀、护指套以及蜂鸣器等,提高老人生活上的安全性和独立性。

(四)心理支持

视觉障碍可能会给老年人带来心理压力和自卑感,因此提供心理支持是非常重要的。家人和照护者需要关心和理解老人的心情,给予积极的鼓励和支持。同时,也可以寻求专业的心理咨询师的帮助,调整心态、树立信心。

(五)合并多重功能障碍的视觉康复

合并全身疾病的视觉障碍者,需要在视觉康复的基础上同时关注其他功能的康复,并积极开发和调动可用的感觉功能,最大限度地提高患者的独立行为能力。听力障碍和智能障碍是视觉障碍常见的合并症。

第三节　照护清单

照护清单如表 5 - 1 所示。

表 5 - 1　视觉障碍的照护清单

时间	星期一	星期二	星期三	星期四	星期五	星期六	星期日
06:00—07:30	起床、洗漱、早饭时间						
07:30—08:30	餐后休息时间						
08:30—09:30	生活技能训练	生活技能训练	生活技能训练	生活技能训练	生活技能训练	生活技能训练	社区活动
09:30—10:00	运动后休息时间						
10:00—11:00	助视器训练	社区活动	助视器训练	社区活动	助视器训练	助视器训练	社区活动
11:00—14:00	午餐及午休时间						
14:00—17:00	室内行走项目	室外行走训练	室内行走项目	室外行走训练	室内行走项目	室外行走训练	社区活动
17:00—18:00	晚餐及餐后休息时间						

(续表)

时间	星期一	星期二	星期三	星期四	星期五	星期六	星期日
18:00—20:00	生活技能训练	散步	生活技能训练	散步	生活技能训练	散步	社区活动
	此时间段运动应注意适当强度,不可剧烈运动						
20:00—21:00	睡前准备阶段						
21:00—06:00	睡眠时间						

备注:此清单应用时可根据老人视觉障碍程度和身体情况适当调整。

（赵春艳　刘向南）

··· 参考文献 ···

［1］黄凌玉.视觉障碍者日常用品创新设计研究［J］.包装工程,2018,39(14):114－117.

［2］蒋孟琪,周健.视觉障碍与认知障碍的相关性研究进展［J］.国际眼科杂志,2023,23(9):1507－1511.

［3］王云霞,张国增.脑卒中后视觉障碍研究进展［J］.护理研究,2023,37(10):1806－1809.

［4］中华医学会眼科学分会眼视光学组、中国医师协会眼科医师分会眼视光专业委员会.中国低视力康复临床指南(2021).［J］.中华眼视光学与视觉科学杂志,2021,23(3):161－170.

第六章　听觉障碍

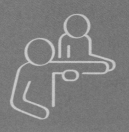

第一节　知识要点

扫描二维码，
观看本章微课

一　听觉障碍的概念

听觉障碍是指影响一个人听力功能的任何程度的问题或损伤。其影响程度可涉及轻微的听力损失到完全失聪。听觉障碍包括先天性听力问题、疾病或感染导致的听力损失、创伤引起的听觉损伤等。听觉障碍发生人群不仅限于婴幼儿、青少年和成年人，也发生在老年人。随着社会步入老龄化阶段，老年性聋在听觉障碍人群中的发生率较高。

二　老年性聋的定义

老年性聋，又称年龄相关性耳聋，是随着年龄增长出现的以高频听力下降（指对于频率较高的如虫声、鸟声、电话铃声等声音，听不清或听不到）为首要症状及主要症状的双耳对称性、渐进性听力损失。

三　老年性聋的危险因素

（一）自然老化

随着年龄的增长，体内的各个器官会逐渐退化及老化，当耳部的神经及组织退化时就会使老人出现耳聋现象。

（二）长期暴露于噪声

长期暴露于高强度噪声环境（如长期处于广场舞环境中、在机械房工作等），易造成听力障碍。

（三）血管因素

高血压、糖尿病等基础疾病是老年性聋的重要诱发因素，所以多数患者发病时可导致所累及器官出现相应的缺血症状，若累及到脑部就会引起耳聋、偏头痛等不适。

（四）遗传因素

遗传因素也可能影响老年性聋的发展。

（五）药物毒性

强利尿剂（如呋塞米）、氨基糖苷类抗生素（如庆大霉素）和化疗药物（如顺铂、卡铂等）可能对听力产生毒性作用，加速听力衰退。

（六）疾病和病毒感染

一些疾病或病毒感染（如麻疹、流感等）也可能影响耳朵的正常功能，导致听力受损。

四 老年性聋的临床表现

（一）听不见

对门铃声、电话铃声、鸟叫声等尖锐的声响不敏感，逐渐对所有声音都不再敏感。

（二）听不懂

对语言的分辨和理解能力差，常常"只闻其声，不解其意""听得见，听不清"。

（三）听的烦

一部分人有"重振"现象，即"小声听不见，大声又嫌吵"。许多老人都有这样的体会，低声说话时喜欢用手拢在耳后倾听，但当别人大声讨论时，又觉得太响而难以忍受。

（四）视觉转化

老人对声音的判断力下降，有时会用视觉进行补偿，比如在与他人讲话时，他们可能会特别关注对方的嘴唇及面部表情。

（五）情绪异常

家人越是忽略，旁人的眼光越是异样，患有老年性聋的老人越是不愿讲话，逐渐出现社交的退缩、孤独，甚至焦虑、抑郁等情绪伴随产生。

五 老年性聋严重程度分级标准

在老年性聋早期，常仅存在轻度听力损失，这时可能只表现为说话声音、看电视声音较大，对日常生活影响不大，患者也往往意识不到。但如果不加控制，听力损失继续恶化，还可能逐渐出现中度乃至重度、极重度听力损失。听力下降的严重程度如图 6-1 所示，根据听阈（人能听到的最小声音强度）范围，可以分为轻、中、重、极重四个等级。（声音参考：说悄悄话的声音约为 30 分贝，正常交谈的声音约 65 分贝）

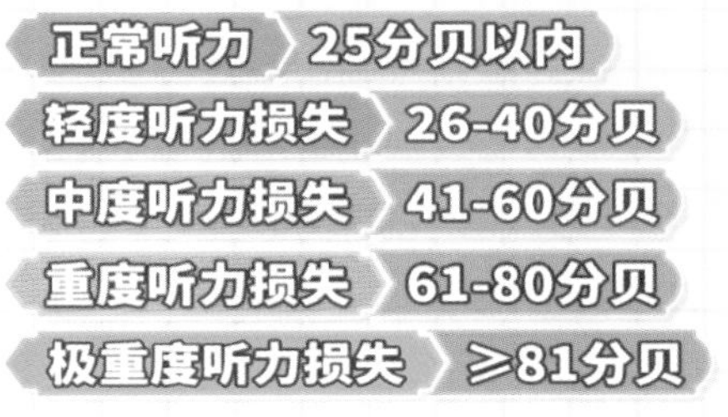

正常听力 25分贝以内
轻度听力损失 26-40分贝
中度听力损失 41-60分贝
重度听力损失 61-80分贝
极重度听力损失 ≥81分贝

图 6-1 听力下降分级标准

六 老年性聋引发的危害

（一）言语交流能力下降

老年性聋会使个体在日常生活中面临社交和沟通障碍。难以听清他人说话会导致交流困难，可能使得社交活动减少。

（二）情感和社会交流能力下降

老年人出现听力损失和言语识别能力下降，导致对周围事物不感兴趣，久之则变得多疑、猜忌和自卑，甚至出现焦虑、抑郁等心理精神问题以及社会隔离现象。老年人随着听力损失加重，接收和处理外界信息的能力减弱，导致老化加速、生活质量急剧下降。

（三）认知能力下降

早期老年性聋患者可能已比同龄听力正常者表现出更差的认知能力，如思维活动变慢、知觉想象能力匮乏、空间觉察能力欠缺等。与正常听力的老年人相比，有 30%～40% 老年性聋的患者认知能力下降加快。

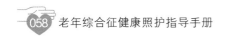
（四）避险能力下降

老年听力损失患者对日常生活中的危险警告声（如交通工具鸣笛、火警、周围人的提醒声等）的感知能力下降。

（五）跌倒风险增加

严重的听力损失会限制老年人监测和感知空间方位的能力，导致平衡和定向力障碍、姿势控制的稳定性降低，从而增加听力损失老年人跌倒及相关损害的发生率。

 七 预防老年性聋的举措

老年人一旦发现听力减退，应及时到医院检查，查明病因，确定病变性质，尽早治疗，防止加重。当老年性耳聋级别在中度或中重度以上时，应当在医生的指导下进行干预，早发现、早干预可以保护残余听力，早预防可以延缓听觉系统衰老的进程。可采取以下措施。

（一）坚持体育锻炼

如散步、慢跑、打太极拳等，增强身体素质，改善全身的血液循环。

（二）保持良好的精神状态

积极参加社会活动，乐观向上，不急不躁。

（三）适时戒烟

吸烟可引起小动脉痉挛，导致内耳的感觉神经发生破坏，而引起听觉的损害，所以应戒烟。

（四）积极治疗其他疾病

由于高血压、高血脂等能加速耳聋，所以应积极治疗，防止微循环障碍。

（五）合理安排饮食

老年人不要摄入过多的脂肪及甜食，宜多吃蔬菜、水果、豆类等清淡食品，以防高血压、动脉硬化、糖尿病等全身疾病的发生，而影响耳的听觉功能。

（六）避免噪声刺激

在噪声环境中工作的人，应该佩戴护耳器，或用耳塞隔音，降低噪声对耳的刺激。

（七）平衡能力的评估及预防跌倒

评估听力损失老年人的平衡能力并及时、有效地进行相关干预,如指导患者穿防滑拖鞋,在路面不平整的地方放置防跌倒的指示牌等,对预防跌倒及相关损害的发生至关重要。

 八 老年性聋的应对方式

（一）轻到重度耳聋

学习和使用辅助设备,如助听器,可以帮助改善听力。助听器是一个放大声音信号的电子产品装置,有点像我们日常使用的耳机,但对声音的处理要比一般耳机复杂得多。助听器的"声音放大"不是像普通耳机那样简单放大,而是根据耳聋患者的听力损失情况有针对性地进行处理,有的声音要放大,有的要压小,还有的要维持不变。助听器的基本结构包括集音麦克风(传音器)、放大器、输出换能器(也叫受话器,相当于耳机的扬声器)、电源四个主要部分。常见的助听器类型如图6-2所示。

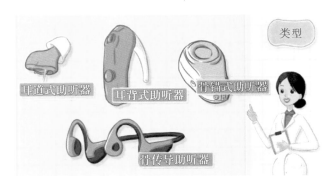

图6-2 助听器类别

（二）重度到极重度耳聋

助听器效果改善不明显的老年人可以进行人工耳蜗植入术,人工耳蜗就像一个神奇的"听觉转换器"。它能将声音转化为电信号,然后"绕过"受损的耳朵,激发残留的听觉神经,让信号能继续传递到大脑的听觉中枢,从而帮助人们恢复听觉。在国内,通常采用半植入的方式,即耳蜗设备分为两部分:一部分是通过手术小心地放置在头骨内,就像一个小秘密装置;另一部分则留在体外,通过磁力连接。这两部分一起工作,就像一对默契的搭档,帮助听障者重新听到世界的声音。

第二节　照护要点

 照护原则

（一）轻度、中度听力下降患者

防止噪声伤害，促进社交，适当进行体育锻炼，养成合理的饮食习惯，得到心理支持。

（二）佩戴助听器患者

学会正确佩戴助听器，完成助听器适应性训练，知晓助听器的维护事项。

（三）人工耳蜗植入术后患者

学会设备日常使用，定期随访调机，积极完成听觉言语康复训练，知晓日常生活中使用人工耳蜗的注意事项。

 生活照料要点

（一）环境优化

1. 控制看电视、使用耳机等的使用时间与音量　音量不超过最大声音的60%，连续使用时间不应超过 60 分钟。

2. 避免长期的噪声刺激　遇到突发性噪声时，要尽快远离，以减少噪声对双耳的冲击和伤害。在噪声环境中工作的人，应该佩戴防噪耳塞，降低噪声对耳的刺激。如果居住环境噪声较大，可以考虑安装隔音设备。

3. 环境设施优化　提供清晰易读的标识、指示牌和标志，帮助老年患者更好地导航和理解环境；增加光线明亮度，并避免强烈反光，以提高老年患者的视觉辨识能力；在需要提醒的场所或设备上安装震动提醒器，如闹钟或门铃，以替代声音提醒；为老年患者提供支持文字和图像的通信设备，如文字对话系统或视频通话设备，以便更好地与他人沟通。

（二）饮食护理

1. 均衡饮食　保证摄入足够的蛋白质、维生素和矿物质，如维生素 B、C、E

及锌、铁等,这些营养物质对听力健康有益。

2. 多食维生素类食物　如维生素 C、维生素 E 和 β-胡萝卜素等可以帮助抵抗因氧化应激引起的听力损失。含这些营养素的食物包括柑橘类水果、草莓、西蓝花、胡萝卜和坚果等。

3. 矿物质　镁有助于保护耳朵内的毛细胞,常见于全谷类食物、坚果、种子、绿叶蔬菜和香蕉中。锌有助于增强免疫系统,可能有助于预防耳朵感染,常见于牛肉、豆类、坚果和海鲜。钾有助于调节耳朵内的液体,常见于香蕉、橙子、土豆和西红柿中。

4. 鱼类和 ω-3 脂肪酸　ω-3 脂肪酸富含于深海鱼类如三文鱼、鲭鱼和鲑鱼,以及亚麻籽和核桃中。这类脂肪酸对心血管健康有益,而良好的血管健康有助于维持内耳功能。

5. 限制脂肪的摄入　老年人应少吃各种动物内脏、肥肉、奶油、蛋黄、鱼子、油炸食物等富含脂类的食物,避免血脂升高而引起动脉硬化。烹调方法尽量选用炖、煮,避免炸、煎。

6. 戒除不良嗜好　戒烟,禁酒,不喝浓茶、咖啡和进食其他刺激性食物。

（三）心理护理

1. 认知调整　帮助老年人认识到听力损失是许多人随着年龄增长可能经历的过程,理解这一点有助于减少他们的焦虑和自我指责。鼓励老年人接受听力检查和使用助听设备或其他辅助工具,以改善生活质量。

2. 情绪支持　关注老年人的情绪变化,如焦虑、抑郁或孤独感。认知行为疗法等心理治疗方法可以帮助他们调整对听力损失的看法,学习如何应对日常生活中的挑战。

3. 社交活动　鼓励老年人参与社区活动,保持社交,这有助于维护自尊心和提高幸福感,减少孤独感。

4. 保持乐观　鼓励老年人保持积极乐观的态度,看到生活中的其他乐趣,如阅读、绘画、园艺等。

（四）清洁耳道

1. 使用温水和肥皂　用温水和肥皂轻轻清洗外耳廓,但不要让水进入耳道内部。

2. 避免使用棉签　不要使用棉签或其他尖锐物品清洁耳道,以免损伤耳道或推动耳垢更深入耳内。

3. 使用专门的耳道清洁液　耳道清洁液可以在药店购买，但请先咨询医生，以得到专业指导。

4. 不要挖耳朵　避免用手指或其他物品挖耳朵，以免损伤耳道。

5. 定期清洁　定期清洁耳朵，但不要过度清洁，以免刺激耳道皮肤。

6. 注意个人卫生　保持耳朵周围的卫生，避免感染。

（五）沟通技巧

（1）与老人交谈时应该面对着老人，或对着老人一侧耳朵说话。若老人有听不懂的语言，应换为简单的陈述句。

（2）注意语音语调，对老人讲话时，应放缓语速，清楚发音，提高音调或大声喊叫反而使老人更难听懂。

（3）运用丰富的表情、手势激发老人交谈的欲望，辅助理解谈话的内容，也可利用写字板、字卡或其他辅助器具与老人交谈。

（4）在交谈过程中，即使老人没有说清楚或没有理解说话的内容，我们也应有适当的回答，如"是""是呀"，而不要反复探问，如"再说一遍"等，避免增加老人的不安或自责。

（5）谈话的话题要尽量与老人所关心的问题一致。老人对新信息的接受能力差，没有兴趣的内容往往不愿意多听，而其认为有意思的事情又说起来没完。此时，尽量不要打断老人的谈话，或表现出不耐烦的神情，可以巧妙地转换话题。

（6）尽管与老人谈话较费时间，但也应该缓慢地并保持愉快的心情与老人交谈。当老人不能理解谈话内容而感到焦虑或放弃交谈时，也可采取笔谈的方式，尽可能把所要交谈的内容进行下去。

（六）耳保健操

耳保健操可以改善轻中度听力下降老年人部分听力功能、语言交流能力及主观测量的听力下降程度，可作为防治或延缓老年人听力下降的日常康复护理措施。具体做法如图6-3所示。

1. 点压听宫穴　用食指点压耳屏前的听宫穴50次。

2. 击天鼓　两手心掩耳，以两手食指、中指及无名指敲击枕部。

3. 拨鼓膜　将掌心压住耳孔，随后迅速打开，如此重复20次。

4. 牵拉耳廓　用拇指、食指向上牵拉耳尖，向后牵拉耳廓中部、向下牵拉耳垂各10次，如此重复3次。

5. 揉揉耳廓　用手掌心分别捂住同侧耳廓，做前后搓擦，向前搓时耳廓反过来盖住耳孔,共做 50 次。

　　6.揉搓耳根　用双手食指、中指夹住耳廓,以指掌上下搓擦为一次,共50 次。

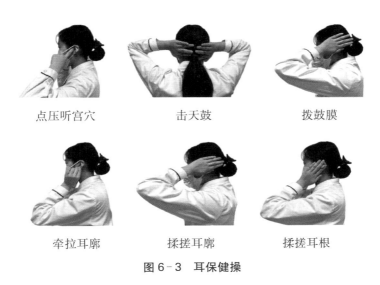

<table>
<tr><td>点压听宫穴</td><td>击天鼓</td><td>拨鼓膜</td></tr>
<tr><td>牵拉耳廓</td><td>揉搓耳廓</td><td>揉搓耳根</td></tr>
</table>

图 6-3　耳保健操

三　助听器佩戴者照护要点

（一）助听器使用指南

　　佩戴时尽量使耳模与外耳道紧密吻合,左蓝右红(耳模或机身上有显示)。如果有啸叫声,可能是耳模和耳道没有吻合好,助听器放大后的声音泄露出来后,再次被助听器麦克风拾取到助听器放大系统,多次放大又泄露后形成循环导致啸叫。这时,可以将耳模调整一下,保证耳模能够密闭耳道。耳道内耵聍栓塞或者耳道变大,都有可能产生啸叫。

　　首次佩戴助听器后,患者感到助听设备在与他人交流时,机器的反应比较迟钝,具体表现:他们只能感受到语声,并不能快速地理解交流的内容,即出现听见却听不懂的情况,主要是由于老年性聋的患者长时间都感觉不到足够强度的言语信号刺激,老年性聋的患者都有听觉反应能力的衰退,同时,他们的言语认知功能也逐渐降低,导致在外界环境当中,他们对言语声信息处理的综合速度下降。通过进行助听器的适应性训练,并适当调整与声源的距离,能显著提升助听器的效能。同时,照护者与初戴助听器的老年人进行有效的沟通交流,对于改善助听器的听觉体验起着关键作用。

1. 助听器的适应性训练　助听器的适应性训练过程一般分为以下四个阶段。

第一阶段(佩戴第 1 周)：老年人应该在比较熟悉的环境下(如家里)，逐渐展开听力训练课程，慢慢适应助听器，最好在家属的陪伴下细心仔细阅读操作指南，熟悉怎样使用助音，因为助音与我们当初能听见的那些声音并不相同，这是由于助听器把环境中的声音全都"放大了，变形了"，这样声音会显得很吵。患者刚开始使用助听器时，即使听不清，助听器的音量也不要开得太大，每天使用的时间也不能太长。每天戴 1～2 个小时重新熟悉声音即可。

第二阶段(佩戴第 2 周)：患者需要先在安静的环境内听取一些有意义的声音，而且这些声音不能太复杂，适应了后，再尝试听取自己的声音、与一个人交谈的声音、与两个人同时交谈的声音，等这些都能适应以后，开始收听其他声源发出的声音，如电视机播放的声音。每天戴 3～4 个小时，可到户外比较安静的地方。

第三阶段(佩戴第 3 周)：每天戴 6～8 个小时，可以到公共场所，如菜场、商场等。

第四阶段(佩戴第 4 周)：这时已经完全适应，基本可以全天佩戴。

2. 缩短与传音区域的距离，改善助听效果　患者在与几个人交谈时通常会感到不适应，最有效的方法是：指导老年人要靠近讲话者，拉近彼此间的距离，同时，需要注意讲话者嘴唇的变化，通过嘴唇的运动来帮助理解讲话内容，还要集中精力聆听对方的声音，不要分心去听其他人的声音。

在不同的公共场所，容易听清楚声音的最行之有效的方法：指导老年人坐在传音条件较理想的地方，即靠近前面或中间的位置(不要离讲话者太近)，假设老年人可以看到讲话者的面部，听音效果将变得更好。

3. 与初期佩戴助听器的老年人交流技巧　照护者对于重要的信息要放慢说话速度，不要怕麻烦，要有耐心，要翻来覆去地说，多使用一些令患者可以更容易理解的面部表情和肢体语言等，有了这些沟通模式的结合，对老年人使用助听器后的成功交谈帮助较大。照护者寻找合适的方法与老年人进行交流，需要从老年人考虑问题的角度出发，尽量顺从、满足和理解老年人的交流方式，充分理解老年人在交流时出现的种种问题。

（二）助听器的维护

（1）助听器为电子产品，通常使用寿命为 5～7 年，保修期见保修卡，平时使用需注意保养。需防水、防潮、防摔。洗脸、洗澡等容易沾到水及睡觉的情况下,须取下助听器并将电池仓门打开,放到干燥盒内(干燥盒内有干燥剂,若变色说明失效,需及时更换)。如果长时间不使用助听器,须将电池取出,以防电池漏液腐蚀机芯。

(2)每天可用清理小工具对易被耳屎等堵住的出声口进行清理疏通(清理小工具每一个助听器都有配备)。若天热出汗较多或冷热交替明显情况下及时用干布擦干机身,保持机身干燥。

人工耳蜗植入者的照护要点

(一) 人工耳蜗使用指南

植入人工耳蜗后,并不能马上恢复听力,一般在植入术后 1 个月由听力师为患者开机。如果耳聋老人术前听觉条件较好,可能在开机当天就能分辨出一部分言语声,但大多数患者听到的是不明白含义的"嗡嗡""嗞嗞"的声音。发生这种情况并不是手术失败,而是人体听觉系统与新的听声方式需要有一段磨合重塑的时间。人工耳蜗术后康复训练主要经历四个阶段。

1. 初期　对环境声效进行熟悉,对大声和正常语声进行辨识训练。

将人工耳蜗侧靠近讲话者,双侧可无须靠近,建议讲者可稍慢速讲话;选择1～2 米的最佳听觉距离,以便既能听到讲者的声音又能看到口形;尽量在安静环境下一对一进行对话练习;指导患者自行训练听能,如中等音量朗读报纸、书籍和杂志等;可把听不清的记录下来反复进行辨听练习。

2. 小声辨识阶段　安静环境下能成功进行一对一大声和正常语声交流后,可以开始侧重训练小声和微小声识别。

患者背向讲话者,对讲话者的中等语速进行辨识训练;选择中等距离聆听,可距离讲话者 3～4 米,认真辨识中等音量;安静环境下,选择 1～2 米的近距离进行轻声和微小声识别;指导患者自行训练听能,如小声朗读报纸、书籍和杂志等,可把听不清的字词记录下来反复进行辨听练习。

3. 噪声下言语声识别阶段　安静环境下能成功进行一对一小声和微小声辨识和交流后,可以侧重训练噪声下言语识别。

选择手机或音响播放音乐、歌曲等,在背景声中识别字词和短句;背向讲话者,选择 1～2 米的听觉距离,聆听讲话者的中等音量的短句;背景声可从小声到中等音量,与讲话者进行对话练习。

4. 电子声言语声识别阶段　噪声环境下能成功进行一对一言语交流后,可以侧重训练电子声言语识别。

在安静环境下,选择生活类或访谈类电视节目,结合场景辨识对话内容;选择手机或音响播放熟悉的音乐和歌曲,结合歌谱进行跟唱练习;熟悉电子声后,可选择新闻、语言类电视节目,进行辨识训练;收听广播评书、相声、小说等语言类进行"盲"听训练。

（二）日常生活中的注意事项

1. 生活护理　术后两周内不宜洗头,但手术一周后可用热毛巾擦头部伤口以外的部位,术后两周内洗澡时用浴帽保护头部。两周后及日后洗头时不要用指甲骚挠人工耳蜗植入体部位,可以用手掌或指腹轻轻摩擦,避免头皮被指甲挠破。

2. 电磁干扰　人工耳蜗使用者在经过一些仪器设备时会有干扰现象,这是暂时性的现象,不会造成人工耳蜗的损坏或伤害到使用者的耳朵,对此不必过度担忧。如在高压电线下或电视台/无线电发射台附近,这些情况不会造成人工耳蜗的损坏。

3. 静电问题　静电干扰主要造成两个故障:一是言语处理器中的程序丢失,最常发生,但也容易恢复,可以直接前往医疗机构重新输入程序;二是极端情况下,造成植入体的损坏。

静电现象时常出现,以下情况需要采取一些预防措施以降低静电干扰:

（1）服装穿着:人工耳蜗使用者的日常服装穿着以全棉衣服为佳,可以减少衣服之间因摩擦而产生高压静电。请牢记:衣服穿好后再将言语处理器开机,脱衣前先将言语处理器取下。

（2）烫发:平板烫或离子烫是使用外加电压电流产生热源,不建议在植入人工耳蜗的使用者身上使用。

（3）下车:从车里出来时,为了避免静电对处理器的冲击,在下车的时候,人工耳蜗使用者应该保持手握着车门直到脚踏出地面才松开手。这一点在冬季要特别注意。

（4）触摸言语处理器:在冬季和干燥的季节里,人的身体可能发生自然累积高压静电现象,当拿取处理器的时候导致放电。预防该事件发生可以采取以下方法:当拿取自己或他人的处理器时,先碰触他人的身体或接地的金属物件（降低静电累积程度）。

（5）塑胶制品:人工耳蜗使用者应避免去摩擦气球等橡胶制品,以免造成静电反应致处理器程序丢失。

（6）雷雨天气：如果人工耳蜗使用者在户外雷雨区时，请远离金属设施，并将言语处理器取下保护好。如果人工耳蜗使用者在雷雨天的时候，因打雷的巨大声响而出现不舒适现象，建议取下言语处理器。

第三节　照护清单

照护清单如表6-1所示。

表6-1　听觉障碍照护清单

时间	星期一	星期二	星期三	星期四	星期五	星期六	星期日
06:00—07:30	起床、洗漱、早饭时间						
07:30—08:30	餐后休息时间						
08:30—09:30	八段锦	耳保健操	太极拳	耳保健操	八段锦	耳保健操	太极拳
09:30—10:00	运动后休息时间						
10:00—11:00	听力训练	定向训练	语言训练	社交活动	听力训练	定向训练	语言训练
11:00—14:00	午餐及午休时间						
14:00—17:00	益智游戏	社区活动	益智游戏	音乐疗法	益智游戏	音乐疗法	社区活动
17:00—18:00	晚餐及餐后休息时间						
18:00—20:00	晚间新闻	阅读报纸	相声小品	散步	访谈节目	散步	传统体育活动
	此时间段运动应注意适当强度，不可剧烈运动						
20:00—21:00	睡前准备阶段						
21:00—06:00	睡眠时间						

注：1. 此清单应用时可根据受损听力分级适当调整。
　　2. 此清单不适用于重度听力障碍及存在运动障碍和精神症状的老人。

（徐菲　黄佳露）

···· 参考文献 ····

［1］韩德民,刘博,黄治物,等.老年听力损失诊断与干预专家共识［J］.中华耳鼻咽喉头颈外科杂志,2019,54(3):166-173.

［2］黄治物,吴皓.年龄相关性听力损失研究进展与临床干预策略［J］.上海交通大学学报（医学版）,2022,42(9):1182－1186.

［3］全国防聋治聋技术指导组、中华医学会耳鼻咽喉头颈外科学分会、中华耳鼻咽喉头颈外科杂志编辑委员会.老年听力损失诊断与干预专家共识（2019）［J］.中华耳鼻咽喉头颈外科杂志,2019,54(3):8.

［4］吴皓.听力健康全生命周期管理［M］.上海:上海科学技术出版社,2021:90－105

［5］谢静,贺璐,龚树生.WHO世界听力报告的解读与思考［J］.中华耳鼻咽喉头颈外科杂志,2021,56(10):1131－1135.

第七章　头晕与晕厥

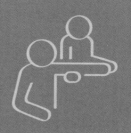

第一节　知识要点

扫描二维码，
观看本章微课

一　头晕/晕厥的概念

头晕是一种常见的脑部功能性障碍，也是临床常见的症状之一，指头昏、头胀、头重脚轻、脑内摇晃、眼花等的感觉。头晕伴有平衡觉障碍或空间觉定向障碍时，患者感到外周环境或自身旋转、移动或摇晃。它可能发生在任何年龄，老年人更常见。头晕可能是暂时的或慢性的，如果持续一个多月会被视为慢性头晕。

晕厥是指人由于突然短暂丧失意识而跌倒在地或瘫坐在椅子上，随后意识恢复。昏厥时人软绵绵地一动不动，可能出现腿和胳膊发凉，脉搏微弱，呼吸变浅。有的人在晕倒之前感觉到头晕或眩晕，也有人可能会有恶心、出汗、视力模糊或视野狭窄、嘴唇或指尖发麻、胸痛或心悸等症状。

二　老年人头晕/晕厥的危险因素

（一）脑供血不足

由于颈椎骨质增生压迫颈动脉，导致脑部缺血，或者血压、心肺等问题影响血液循环。老年人群中有 2/3 的人患有慢性脑供血不足，这是老年人的多发病，如果不及时治疗，可能引起老年痴呆症和脑梗死。

（二）前庭功能障碍

随着年龄增长，老年人前庭觉、视觉和本体感觉等多个系统均会发生不同程度的老化，代偿能力存在不同程度下降。

（三）药物不良反应

老年人常合并一些基础疾病,服用多种药物,比如某些药物可能会增强抗精神病药的镇静效果,进一步降低血压,从而加剧头晕症状。抗精神病药物可能会影响体内电解质平衡,导致低钠血症或高钾血症,这些都可能导致头晕,当人体内的血糖含量偏低时,每个系统都会尽可能少耗用些能量,其中就包括大脑,会引起头晕。

（四）直立性低血压

在直立性低血压导致的晕厥中,药源性因素最为常见,如使用血管舒张剂、利尿剂、吩噻嗪类药、抗抑郁药类等。

（五）神经迷走性晕厥

神经反射引起外周血管扩张和/或心脏抑制,引起血管迷走性晕厥的发生。

（六）颈动脉窦综合征

颈动脉按摩过程中出现的晕厥,常见于老年人,发病率随年龄增加而上升。

（七）情境性晕厥

一种特殊类型的神经介导的反射性晕厥,它是由特定触发因素引起,如咳嗽、打喷嚏、胃肠道刺激(吞咽、排便、腹痛)、排尿(排尿性晕厥)、运动后、餐后等情境下发生的晕厥。

（八）心源性晕厥

心源性晕厥的死亡率高,应予以重视并做好鉴别,是主要由于心输出量突然减少导致的晕厥,常见原因包括心律失常和心脏排血受阻。症状包括突发晕厥、胸闷、心悸、恶心、呕吐等。严重情况下,患者可能会出现抽搐、意识丧失等。

（九）多重心脑血管病危险因素

对于存在多重心脑血管病危险因素的老年患者,出现急性首发持续性或近期反复发作性头晕/眩晕时,应完善头颈部血管检查,评估颅内、颈部血管有无狭窄或闭塞,预防脑卒中等严重脑血管事件。

（十）精神心理问题

老年人头晕/眩晕与焦虑抑郁障碍之间的关系(因果关系或共病关系)需要评估。

老年人头晕/晕厥的危害

老年人头晕/晕厥可能引起跌倒和外伤,这些跌倒事件可能会严重影响老年人的生活质量和独立性,增加骨折、中风甚至死亡的风险。心源性晕厥和长期脑供血不足可能导致严重的心脏并发症和脑部疾病。及时的诊断和处理对于预防晕厥和头晕造成的严重后果至关重要。

 老年人晕厥的前驱症状表现

（一）局部症状

（1）上腹部不适:晕厥前可能会感到腹部不适或疼痛。

（2）视力模糊:感到视物不清或眼前发黑。

（3）听力改变:听不清、声音遥远或出现耳鸣。

（4）面色改变:血压下降或循环血量减少导致的面色苍白。

（5）心前区不适:心脏跳动感增强或不规律,可能感到心慌、心悸。

（二）全身症状

（1）头昏:感到晕眩,轻则可能只是轻微的不稳感,重则可能感到天旋地转。

（2）精神症状:注意力不集中,思维迟钝。

（3）恶心:晕厥前可能会感到恶心,甚至出现呕吐。

（4）出冷汗:感觉皮肤湿冷。

（5）无力:身体感到无力,肌肉软弱,可能难以保持正常姿势或站立。

（6）平衡障碍:感到站立不稳,走路摇晃。

（7）意识模糊:意识水平下降,反应变慢。

 老年人预防头晕/晕厥的方式

（一）头晕

（1）保持良好的心态与愉悦乐观的心情是预防的关键步骤。

（2）平时生活中不要过于忧虑,不要给自己添加很重的心理压力,多参加一些简单的活动,以此转移注意力。保证充足的睡眠和休息,尽量保证卧室与整个屋子处于安静的环境下,不要出现嘈杂的声音。

（3）保持室内空气的新鲜与流通,经常开窗透气。在适宜的气候下,经常去室外比较幽静的地方散步,多呼吸新鲜空气。少去拥挤及空气污染大、不流通的地方。

（4）在饮食方面,患者应该多吃清淡的食物,如冬瓜、萝卜、玉米、小米、荷叶粥、黑木耳、茄子、豌豆苗、西红柿、莴笋、豆油、茶、鲤鱼、海蜇及豆类、豆制品等。少吃高脂肪、含盐量过高的食物,戒烟少酒。少吃生冷瓜果、甜食或油腻味重的食物。

（5）老年人还应关注餐后低血压,多见于有高血压、糖尿病、动脉血管硬化、心脏病、脑动脉供血不足的高龄老年人。使用扩血管、降血压的药物过量,或使用利尿消肿的药后很容易诱发餐后低血压。患者常在餐后 2 小时内出现头晕、乏力、胸痛等不适,平卧后可好转。餐后每半小时测一次血压,在 2 小时内如果收缩压(高压)下降 20 mmHg 或收缩压(高压)由餐前≥100 mmHg 降至餐后＜90 mmHg 即可诊断。

出现餐后低血压的老年人要注意：首先,在服药前后监测血压,根据血压情况调整降压药物。其次,调整饮食,避免吃得过饱,应少食多餐;减少米饭、面条等主食的量,增加肉类、豆类、牛奶的量;避免热饮,避免剧烈运动。最后,找经验丰富的医师调整用药,尤其是扩血管药、利尿剂、降压药等;如果降压药作用的最强时间与餐后重叠,建议调整为两餐之间服用。

（6）若是前庭功能障碍导致的头晕,适宜老年人的常用前庭康复训练方法如图 7-1 所示。

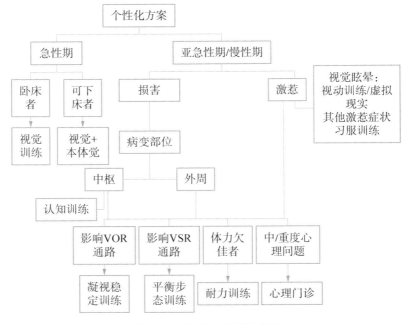

图 7-1　前庭康复训练方法

（二）晕厥

（1）查明病因，对症治疗。

（2）要避免热环境、饥饿、疲劳、情绪激动等因素。

（3）有体位性低血压的患者，应避免服用可能引起直立性低血压的药物，如β受体阻滞剂、利尿剂、抗抑郁药等。

（4）久坐后或久蹲后避免突然站立，应先活动双腿，确保起立和行走时无头晕，穿紧身弹性腹带和弹力袜也是有益的措施。

（5）尽量减少跌倒风险，学会侧视时转身而不转头。

（6）起床时做到三个 30 秒：醒后先平躺 30 秒，再坐起 30 秒，然后站立 30 秒，无不适才能行走，如图 7－2 所示。

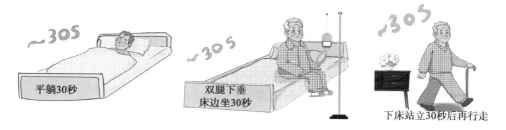

图 7－2　起床三部曲

第二节　照护要点

 照护原则

（一）健康监测合理用药

监测血压、心率等生命体征，特别是对于正在服用可能影响这些指标的药物的老年人。注意药物副作用和相互作用，特别是降压药、利尿剂等可能影响血压的药物。

（二）识别前驱症状

照护者应识别晕厥的前驱症状，以便及时采取措施。

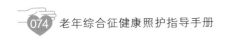

（三）制订紧急预案

制订应对晕厥发作的紧急预案，包括如何安全地使老年人躺下，以及何时寻求紧急医疗帮助。

 生活照料要点

（一）穿着方面

选择有良好支撑性的防滑鞋，宽松的棉质衣物，避免过紧、衣领过高、过硬的衣物阻碍血液循环，根据室内外温度调整衣物；在寒冷的天气里，戴帽子可以帮助保持体温；避免佩戴可能引起绊倒的长围巾或松散的饰品。

（二）环境安全方面

提供安静、光线充足、空气流通、地面平整及无障碍的环境。无障碍环境设计包括：在淋浴区和坐便器附近增设稳定的扶手以提供额外的支持；在楼梯、过道等关键位置安装扶手，确保行走安全；消除门槛及地面高度差以减少绊倒的风险；增设高度适宜并配有扶手的换鞋凳方便患者穿脱鞋子；采用安全稳定的洗澡椅，并推荐坐姿沐浴以降低站立时的眩晕感；将易湿滑的地面更换成防滑材料；选择高度适宜的床，并确保手机或急救铃放置在易伸手摸到的地方。通过这些措施，可以显著提高头晕和晕厥患者的生活质量和安全性。

（三）如厕方面

从坐位或蹲位站立时动作要缓慢，避免突然站起，以减少头晕和晕厥的风险。如果需要，可以使用助行器或轮椅辅助老年人如厕；在如厕前后监测血压，特别是有体位性低血压病史的老年人；在厕所安装紧急呼叫系统或配备可随身携带的紧急呼叫设备；鼓励定时如厕，避免因长时间憋尿或憋便而导致的晕厥。

（四）进食方面

按时进食，避免长时间空腹，导致低血糖引起头晕或晕厥；提供营养均衡的饮食，确保足够的蛋白质、维生素、膳食纤维的摄入，特别是铁质和维生素 B_{12}，以预防贫血和便秘；鼓励适量饮水，保持水分平衡，预防脱水导致血压下降和头晕；减少高盐和高脂食物的摄入，以控制血压和胆固醇水平，减少心血管问题发生的风险；对于糖尿病患者，鼓励小餐多餐，避免一次性摄入过多食物。

（五）睡眠方面

建立规律的睡眠模式,每天同一时间上床睡觉和起床;养成良好的睡前习惯,如阅读、听轻音乐,避免使用电子设备;睡前避免摄入咖啡因和酒精而干扰睡眠;睡前避免大量饮水,以减少夜间尿频和起床导致的头晕;注意老年人是否有睡眠呼吸暂停的迹象,如打鼾、呼吸中断等应尽早就医。

（六）沐浴方面

水温不宜过高,过高的水温会扩张皮肤血管,导致血液流向皮肤,可能减少对内脏和大脑的血液供应;洗澡前适量进食,避免空腹洗澡引起低血糖;避免在饭后立即洗澡,建议至少等待 1 小时;控制洗澡时间,避免过长的洗澡时间;浴室通风良好,避免因蒸汽导致氧气供应不足;采取浴室地面放置防滑垫、安装扶手等安全设施,以防老年人在洗澡时摔倒。

（七）用药管理

教授照护者使用药物管理工具,如药盒、日历或提醒应用程序,提醒按时服药,与日常生活习惯相结合,如餐后或睡前,避免漏服或不恰当更改剂量可能导致的风险;指导照护者使用家用血压计、心率监测器、血糖仪,以及记录测量结果;抗眩晕药品、急救药品等放置在伸手易取得位置。

（八）出行与交通

有头晕或晕厥史的老年人在出行前,应由医生评估老年人的健康状况,应尽量避免独自出行;避免过度疲劳,保证足够的休息时间;避免颠簸和过度拥挤的环境,保持适当的体位,深低头、起坐及站立等变换体位时动作应缓慢;避免登高、游泳等旋转幅度大的活动;可使用辅助设备如颈枕或腰垫来提供额外的支持;有糖尿病或心脏病的老年人外出时应随身携带急救药品。

 三 **在家突发头晕/晕厥的处理**

（一）头晕

（1）首先要尝试保持静止,头晕发生时,要尽可能找一个能依靠的东西,避免摔倒的发生。尽量躺平,寻找一个相对不晕的体位并保持,再寻求帮助。发生眩晕,尽量卧床,闭目,避免噪声、强光等刺激。如果出现恶心和呕吐,要处于侧卧位,以防止呕吐吸入气管造成窒息,或引起吸入性肺炎。旁人要准备塑料袋、纸张、毛巾、垃圾桶等物品,帮助患者将呕吐物及时吐出。

（2）如果有反复发作病史，应随身携带镇静、缓解眩晕的药物，并按医嘱服药。

（3）检查自身血压，及时测量，如果血压过高，有高血压病史者，应及时按医嘱服用降血压药物。

（4）测血糖，如果血糖过低，应该迅速进食葡萄糖、蜂蜜、果汁等含糖食品。

（5）伴有意识障碍或其他较严重无法缓解的症状，应尽快去医院检查，及时拨打120。

（6）老年人起床时不要猛起，会使血往上冲，造成血压突然波动，引起头晕等症状。早晨睁开眼睛后应该先静卧5分钟左右，使关节充分舒展活动，然后慢慢起身下床。

（二）晕厥

（1）如果跌倒难以避免，那么掌握正确的跌倒姿势，尽量在可控范围内把伤害减到最小。跌倒的安全姿势记住几个要点：放松身体，别硬撑；保护头、关节，别让它们先着地；弯曲四肢，弓背低头，双手护头；尽量侧身倒下，身体顺势转一转，减少冲击力（图7-3）。这样即使跌倒，也能减少伤害。

（2）迅速平卧，疑有骨折应避免搬动。

（3）观察意识和呼吸状态：注意患者的呼吸是否正常，是否有意识恢复的迹象。

（4）保持呼吸道通畅：解开衣领和腰带，将患者的头部转向一侧，以防止呕吐物或舌头阻塞气道。

（5）抬高下肢：可以将他们的下肢抬高至心脏水平以上，以帮助血液回流至大脑。

（6）松解紧身衣物：如果老年人穿着紧身衣物，如领带或紧身衣物，应适当松解，以利于呼吸和血液循环。

（7）避免喂水或食物：在患者意识未完全恢复前，不要给予任何水或食物，以免造成呛咳或误吸。

（8）保持通风：确保老年人处于通风良好的环境中，避免过热或缺氧。

（9）紧急医疗救助：即使患者意识恢复，也应立即联系医疗服务或紧急救护车，因为晕厥可能是严重健康问题的预警。

（10）记录症状：记录晕厥发生前后的症状、持续时间及任何可能的诱发因素。

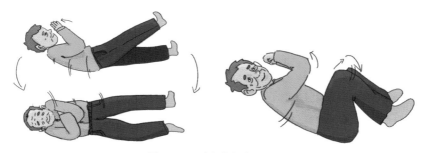

图 7-3 跌倒"安全姿势"

第三节 照护清单

照护清单如表 7-1 所示。

表 7-1 老年人头晕/晕厥照护清单

时间	星期一	星期二	星期三	星期四	星期五	星期六	星期日
06:00—07:30	起床、洗漱、早饭时间						
07:30—08:30	餐后休息时间						
08:30—09:30	音乐节奏训练	动态平衡练习	坐姿平衡练习	平衡垫训练	瑜伽训练	太极运动	八段锦
09:30—10:00	运动后休息时间						
10:00—11:00	动态平衡练习	坐姿平衡练习	太极运动	瑜伽训练	动态平衡练习	音乐节奏训练	坐姿平衡练习
11:00—14:00	午餐及午休时间						
14:00—17:00	手工编织	益智游戏	音乐唱歌	观看电视	个性化娱乐	益智游戏	观看电影
17:00—18:00	晚餐及餐后休息时间						
18:00—20:00	椅子操	散步	散步	椅子操	散步	散步	椅子操
20:00—21:00	睡前准备阶段						
21:00—06:00	睡眠时间						

注:1. 此清单应用时可根据活动及耐受能力适当调整。

　　2. 此清单不适用于频繁头晕/晕厥及存在运动障碍和精神症状的老人。

（朱小梅　谷慧豪）

··· 参考文献 ···

［1］ BENDITT D G,高洁.晕厥的诊断与治疗策略[J].实用心电学杂志,2019,28(4):238 -
    247.

［2］ 狄群,郭妍.老年晕厥[J].中华临床医师杂志(电子版),2013,7(2):494 - 497.

［3］ 邝云,王坚,李鑫楠.老年人体位性低血压导致晕厥的原因分析与护理[J].护理实践与
    研究,2017,14(16):35 - 37.

［4］ 张新超,王珺,冷斌,等.老年人晕厥的临床特征分析[J].中国急救医学,2007,27(11):
    961 - 963.

［5］ 中华心血管病杂志编辑委员会,中国生物医学工程学会心律分会,中国老年学和老年医
    学学会心血管病专业委员会,等.晕厥诊断与治疗中国专家共识(2018)[J].中华心血管
    病杂志,2019,47(2):96 - 107.

［6］ FREEMAN R, WIELING W, AXELROD F B, et al. Consensus statement on the
    definition of orthostatic hypotension, neurally mediated syncope and the postural
    tachycardia syndrome. [J]. Clin Auton Res, 2011(2):21.

第八章　谵妄

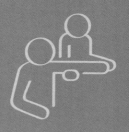

第一节　知识要点

扫描二维码，
观看本章微课

一　谵妄的概念

有人说,谵妄就是精神病或老年痴呆,其实不是。谵妄,又称急性脑病综合征,是一种可逆的,具有波动性的急性精神紊乱,常为急性或亚急性起病,以注意力不集中,思维混乱,意识改变,对时间、地点、人物均可出现定向障碍及睡眠周期紊乱等特点的高级神经中枢功能失调状态,年龄≥65岁的谵妄患者归为老年谵妄人群。

二　谵妄的特征、相关症状及分类

（一）特征

老年人谵妄起病急,病程短速,具有急性改变和波动性变化、注意力不集中、思维混乱、意识水平改变等四大特征。

（二）症状

老年人谵妄时可能出现复杂多变的精神症状和各种异常行为。

1. 意识障碍,认知功能改变　注意力下降,对周围事物理解判断有误,思维混乱、不连贯;记忆力减退,定向力及言语障碍。

2. 感知功能异常　有视听幻觉及被害妄想症。

3. 睡眠周期紊乱　时有兴奋、不安、激惹或嗜睡、缄默。

4. 症状持续时间短,呈波动性变化　持续时间长短不等,大多数可很快缓解,一般夜间加重,待意识恢复后,对出现的这些症状大部分遗忘。

（三）分类

谵妄根据症状表现不同可分为：

1. 活动亢进型　患者表现为高度警觉、烦躁不安、易激惹、可伴妄想或幻觉,有攻击性行为,是谵妄最容易被发现的一种类型。

2. 活动抑制型　患者表现为嗜睡,表情淡漠,语速或动作异常缓慢,症状隐秘不易察觉,常被漏诊。

3. 混合型谵妄　患者表现为以上两种类型交替反复,波动显著。

 发生谵妄的影响因素

随着年龄的增长,大脑的储备功能逐渐下降,谵妄在老年人群中发病率高达20％～29％,术后老年人谵妄发生率高达 11％～51％。当发生谵妄时,不仅会延长老年人入住护理院的时间,还会增加再入护理院率及死亡率,给个人、家庭及社会均带来沉重的负担。因此,了解容易发生谵妄的危险因素,进行谵妄风险的评估、早期预防谵妄的发生尤为重要。

（一）易患因素

有痴呆、器质性损害或脑卒中病史、抑郁状态的老人易发生谵妄;存在视力或听力障碍、年龄＞70 岁、合并多种基础疾病者也是谵妄发生的高危人群。

（二）诱发因素

老人有近期手术史,由于肺部、泌尿及软组织所致感染,营养不良,长期睡眠障碍,物理性约束,服用抗精神药,使用多种药物(≥5 种),留置导尿管,脱水电解质紊乱等容易诱发谵妄。

四 居家老人谵妄的预防措施

针对老年人谵妄,需早期识别谵妄的高危人群;及时预防及干预谵妄的易感因素及诱因;尽早采取防范措施,尽量减少或阻止谵妄发生,并积极治疗原发病。这对谵妄的预防具有积极的意义,采取多种有效措施降低危险因素。

（一）保持健康的生活方式

1. 环境管理　保证居住环境光线适宜,鼓励亲人陪伴,保持规律的作息时间。

2. 加强营养及代谢管理　保持均衡的饮食,保证足够的维生素、纤维、蛋白质摄入;进食速度不宜过快,避免误吸;鼓励老人多饮水,确保老人身体得到足够的营养和水分,同时关注电解质平衡,避免出现脱水及电解质紊乱。

3. 保持大便通畅　定时排便,鼓励进食高纤维食物。

4. 鼓励老人活动　适当活动,避免过度劳累。

5. 改善视觉、听觉　对于存在听力及视力障碍的老人,可以为其提供助听器或眼镜。

（二）认知重新定向

1. 进行定向力训练　提供大号数字的时钟和挂历,照护者可每日三次进行时间、地点、人物的定向力训练,如今天是星期几,现在是什么时间等;可在室内摆放老人熟悉的照片,播放老人喜欢的音乐,有助于老人恢复认知。

2. 益智活动　可进行数字游戏、精细运动、拼图等,以老年人能接受的方式互动、在交流过程中,注重鼓励与表扬,遵循从易到难的原则。

（三）保障老人安全

（1）照顾者需加强陪护,管理好门窗,注意安全,防止老人因幻觉走失或坠楼,尽可能让老人远离造成伤害的因素。

（2）及时识别并帮助患者缓解焦躁情绪,预防患者由于错觉或幻觉导致的危险性行为。

（四）控制慢性疾病

积极治疗和控制慢性疾病,如高血压、糖尿病等,这些疾病可能导致神经系统的损伤和认知功能的下降,需按时、按量、遵医嘱服药。

（五）及时发现缺氧症状

观察老人有无缺氧表现,如果老年人有气促、口唇发绀,有时会表现出经常打哈欠、精神不振、食欲不振等,可在家中自备仪器,若监测血氧饱和度≤90%,需要及时就医。

（六）安全用药

照顾者不可自行让老人停药或减少药物的种类,需在医生的参与下评估药物,减少用药种类,避免自行服用引起谵妄或加重谵妄症状的药物,如哌替啶等。

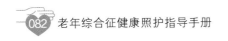

第二节 照护要点

 照护原则

（1）去除或控制引起谵妄的病因和诱因：维持患者活动能力及自我管理能力，使睡眠觉醒周期正常化；协助恢复定向力，管理好尿、便；保证老人安全；发生病情变化时需及时就医；可使用谵妄筛查量表和评估量表以明确老人谵妄情况。

（2）对于活动亢进型谵妄需及时识别并帮助患者缓解焦躁情绪，减少刺激源，预防患者由于错觉或幻觉导致的危险性行为，保证老人安全，确保充足的休息时间，必要时遵医嘱使用镇静药物，但应避免应用对意识、呼吸有影响的苯二氮卓类药物和苯巴比妥类安眠药物，对已经连用弱安定剂或巴比妥类药物的老人，不要急速减量或骤停该类药物，必须缓慢减量，否则可使谵妄加剧。

（3）对于活动抑制型谵妄，可与老人进行恰当的交流，为老人创造平静、安全的环境，使其有安全感，尽量满足老人的合理要求，稳定老人的情绪，做好饮食、饮水和睡眠的管理，鼓励老人多做户外活动，并注意自身安全。

（4）谵妄筛查评估量表：对于存在易患因素或诱发因素的谵妄高风险老人，照护者需对老人及时有效地进行谵妄筛查和评估，可以帮助照护者快速识别老年人是否存在谵妄症状，以便对谵妄进行早期防治。谵妄的评估量表类型多样，其中4AT评估（表8-1）及意识模糊评估法（表8-2）较为常用，且使用简便，以下为两种评估量表：

表8-1 4AT评估量表

（1）警觉性：观察患者是否出现明显嗜睡（如难以唤醒、明显困倦）和（或）易激惹状态（如烦躁、多动）的警觉性异常表现	
正常（在评估过程中患者处理完全清醒且不过激）	0分
睡眠状态，言语或轻拍肩膀唤醒后恢复正常所需<10秒	0分
明显异常（明显嗜睡和或易激惹状态）	4分
（2）简化心理测试：引导语：我要问你4个关于记忆的问题。"你今年多少岁？""你的出生年月日是什么？""你知道今年是哪一年吗？""你知道你现在在哪里？"	
没有错误	0分

（续表）

1个错误	1分
≥2个错误/无法测试	2分

（3）注意力引导语：我现在询问你一个关于思考的问题。"请将每年的月份从12月开始倒过来告诉我"（可提示患者12月的前一个月是11月）

正确的月份数≥7个	0分
正确的月份数<7个	1分
无法测试（患者不适、嗜睡、注意力不集中等）	2分

（4）急性改变或病程波动：观察患者过去2周内出现且过去24小时内仍然存在的明显变化或波动的精神状态异常，如警觉性、认知功能、其他心理功能（如妄想、幻觉）

否	0分
是	4分

合计

无谵妄或严重的认知功能障碍（一旦特征④所需的基线信息不完整，仍可能出现谵妄）	0分
高度怀疑认知障碍	1~3分
高度怀疑谵妄和/或认知障碍	≥4分

表8-2 意识模糊评估法

1. 急性起病

a. 与基础状态相比，患者是否存在精神状态急性改变？
是＝1；不是＝2；不确定＝8
b. 如果"是"，请描述变化情况及来源＿＿＿＿＿＿＿＿＿＿＿＿＿＿＿＿＿＿＿＿＿＿＿＿＿＿

2. 注意力障碍

a. 患者是否存在注意力难以集中？如注意力容易转移、无法保持连续性
随访期间从未发生＝1；随访期间偶尔有，轻度＝2；随访期间有，很明显＝3；不确定＝8
b. 如果存在注意力不集中，在随访期间是否出现病情减轻或加重等波动？
是＝1；不是＝2；不确定＝8；不适用＝9
c. 如果"是"，请描述＿＿＿＿＿＿＿＿＿＿＿＿＿＿＿＿＿＿＿＿＿＿＿＿＿＿＿＿＿＿＿＿＿

3. 思维紊乱

a. 患者是否存在思维无序或无连贯性？如散漫或不相关谈话、不清晰或没有逻辑性的想法，或者不可理解的话题转化
随访期间从未发生＝1；随访期间偶尔有，轻度＝2；随访期间有，很明显＝3；不确定＝8
b. 如果存在思维紊乱，在随访期间是否出现病情减轻或加重等波动？

是＝1;不是＝2;不确定＝8;不适用＝9
c. 如果"是",请描述＿＿＿＿＿＿＿＿＿＿＿＿＿＿＿＿＿＿＿＿＿＿＿＿

4. 意识水平改变

a. 你如何对患者的整体意识水平进行分级?
正常＝1(如患者意识正常,直接进入第 5 个问题);警惕性(如高警觉性、对环境刺激敏感、容易不安)＝2;嗜睡(嗜睡但可唤醒)＝3 昏睡(难以唤醒)＝4;昏迷(无法唤醒)＝5;不确定＝8
b. 如果存在意识水平改变,在随访期间是否出现病情减轻或加重等波动?
是＝1;不是＝2;不确定＝8;不适用＝9
c. 如果"是",请描述＿＿＿＿＿＿＿＿＿＿＿＿＿＿＿＿＿＿＿＿＿＿＿＿

5. 定向力障碍

a. 随访期间患者是否出现定向力障碍? 如地点和时间定向障碍
随访期间从未发生＝1;随访期间偶尔有,轻度＝2;随访期间有,很明显＝3;不确定＝8
b. 如果存在定向力障碍,在随访期间是否出现病情减轻或加重等波动?
是＝1;不是＝2;不确定＝8;不适用＝9
c. 如果"是",请描述＿＿＿＿＿＿＿＿＿＿＿＿＿＿＿＿＿＿＿＿＿＿＿＿

6. 记忆力损害

a. 随访期间患者是否出现记忆力损害? 如无法记住医院内发生的事件或难以记住说明书
随访期间从未发生＝1;随访期间偶尔有,轻度＝2;随访期间有,很明显＝3;不确定＝8
b. 如果存在记忆力损害,在随访期间是否出现病情减轻或加重等波动?
是＝1;不是＝2;不确定＝8;不适用＝9
c. 如果"是",请描述＿＿＿＿＿＿＿＿＿＿＿＿＿＿＿＿＿＿＿＿＿＿＿＿

7. 感知障碍

a. 随访期间患者是否出现感知障碍? 如幻视、幻听、幻想
随访期间从未发生＝1;随访期间偶尔有,轻度＝2;随访期间有,很明显＝3;不确定＝8
b. 如果存在感知障碍,在随访期间是否出现病情减轻或加重等波动?
是＝1;不是＝2;不确定＝8;不适用＝9
c. 如果"是",请描述＿＿＿＿＿＿＿＿＿＿＿＿＿＿＿＿＿＿＿＿＿＿＿＿

8. 精神躁动

a. 随访期间患者是否出现精神活动增加? 如不安、戳床单、频繁换动体位
随访期间从未发生＝1;随访期间偶尔有,轻度＝2;随访期间有,很明显＝3;不确定＝8
b. 如果存在精神躁动,在随访期间是否出现病情减轻或加重等波动?
是＝1;不是＝2;不确定＝8;不适用＝9
c. 如果"是",请描述＿＿＿＿＿＿＿＿＿＿＿＿＿＿＿＿＿＿＿＿＿＿＿＿

9. 睡眠-觉醒周期改变

a. 与基础状态相比,患者是否存在睡眠觉醒周期改变? 如白天嗜睡、夜间失眠
是＝1;不是＝2;不确定＝8
b. 如果"是",请描述＿＿＿＿＿＿＿＿＿＿＿＿＿＿＿＿＿＿＿＿＿＿＿＿

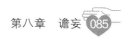

(续表)

诊断标准
(1) 急性起病 1a 或 2b 或 3b 或 4b＝1,此标准成立
(2) 注意力 2a＝2 或 3,此标准成立
(3) 思维紊乱 3a＝2 或 3,此标准成立
(4) 意识水平改变 4a＝2、3、4 或 5,此标准成立
谵妄诊断成立:
满足以下标准:(1)＋(2)＋(3)或(1)＋(2)＋(4)

 生活照护要点

照护者根据患者的活动能力、个体执行力、谵妄的类型和程度,来决定照护者生活照料的程度。生活可自理、非长期卧床的老人,应鼓励其独立完成各项生活事件。对于生活自理能力较差或基础疾病较多或处于谵妄发作期的老人可以从以下几方面入手。

（一）日常起居

协助督促老人按时起床,根据其身体状况,轻柔地帮助其翻身、坐起、慢慢下床,在就寝时,帮助整理床铺,确保舒适,协助其更换睡衣,调整合适的睡眠姿势,入睡时可给老人佩戴眼罩和耳塞,营造舒适的睡眠环境,促进老人入睡,白天控制老人休息时间,以 30～60 分钟午休为宜,避免出现睡眠周期紊乱。

（二）饮食照料

根据老人的饮食需求和基础疾病,制订合理的膳食计划,准备新鲜、营养均衡的食物,注意食物的口感和软烂程度,便于老人咀嚼和吞咽,对于有特殊饮食要求的,如低盐、低糖、低脂等,要严格按照要求准备食物,同时,要注意观察老人的进食情况,记录食量和喜好,以便及时调整饮食安排。

（三）个人卫生

定期为老人洗澡,根据其身体状况选择合适的洗澡方式,如盆浴或淋浴。洗澡时要注意水温适宜,使用温和的洗浴用品,避免刺激皮肤。洗头时要注意保护老人的头部和颈部,避免受伤。及时为老人理发、修剪指甲,避免谵妄发生时抓伤自己或他人,还要注意清洁口腔,帮助其刷牙、漱口,保持口腔卫生,避免感染。同时锐器勿靠近老人,避免谵妄发生时伤害自己或他人。

（四）环境维护

保持老人居住环境的整洁和卫生,定期打扫房间,擦拭家具,更换床上用品。

保持室内通风良好,调节适宜的温度和湿度。确保环境安全,移除障碍物,防止滑倒和摔倒。合理摆放物品,便于老人取用。

（五）活动与运动

鼓励老人进行适当的身体活动,如散步、伸展运动等。根据其身体状况和兴趣爱好,制定个性化的活动计划。活动过程中要密切关注其身体反应,确保安全。对于需要进行康复训练的老人,要按照专业指导进行训练,帮助其恢复身体功能。

（六）健康监测

定期为老人测量体温、血压、血糖等生理指标,使用谵妄评估量表对老人进行筛查评估并做好记录。观察其身体状况的变化,如出现异常情况,及时采取相应措施并通知相关人员。同时,要关注其精神状态和情绪变化,及时给予关心和支持。

（七）心理关怀

与老人保持良好的沟通和交流,倾听其心声,了解其需求和感受。给予鼓励和安慰,让其感受到关爱和温暖。组织一些适合其参与的活动,丰富其生活,缓解孤独和焦虑情绪。

（八）谵妄发作处理

当老人发生活动亢进型谵妄时,可能出现烦躁不安、易激惹、伴妄想或幻觉,伴有攻击性行为,这时需要照护者保持冷静,注意与老人交流中避免争辩或说服,尽量顺从老人的要求,确保老人的生命安全,谵妄发生时非必要不约束。若老人出现自伤或伤人行为再进行约束。使用约束带时需注意松紧适宜,防止出现血液循环障碍,并要注意观察约束部位皮肤情况,避免皮肤损伤,若谵妄长时间不缓解,需及时送医治疗。

（九）安全用药

有基础疾病的老人常需服用多种药物,照护者需注意老人服用多种药物时,需在医生指导下按时按量服用,避免出现不良反应,诱发或加剧谵妄发生,照护者可使用一周分装药盒或用药时刻表,协助老人按时按量服药。同时,建议照护者将剩余药物整理存放在安全的地方,并定期对所有药物进行核对,并注意观察老人有无用药不良反应。

康复照护要点

照护者可根据老人的意识状态、身体状况选择合适康复运动训练，包括肢体的活动和认知训练，以减轻老人谵妄的程度，促进老人康复，但同时需注意训练的强度和时间，避免过度疲劳。

（一）训练项目

照护者可鼓励老人进行散步、太极拳、关节活动等训练。例如，上肢力量训练，如使用轻量级哑铃或水瓶进行简单的上肢屈伸运动；平衡训练，如单脚站立、走直线等，提升平衡能力；呼吸训练，如深呼吸练习可有助于改善呼吸功能；颈部伸展运动可以缓解颈部紧张；腰部伸展运动可减轻腰部不适。

（二）认知训练

详见第三章"认知障碍"。

 环境安全要点

（一）适合老人的居住环境

调节室内温度，使老人处于舒适的环境中，避免过热或过冷对身体造成不适；保证室内光线明亮但不刺眼，可根据不同区域的需求设置合适的照明灯具，在夜间可使用柔和的夜灯，避免老人因黑暗而感到不安或发生意外；尽量保持老人居住环境的稳定性和熟悉度，不要频繁改变家具摆放位置或装饰风格，减少环境变化对老人造成的干扰；为老人创造一个安静、舒适的居住环境。

（二）移除潜在危险物品

将家中刀具、剪子、玻璃器具等可能对老人造成伤害的物品放置在安全位置或妥善收纳，避免老人轻易接触到；及时清理地面的水渍、油渍和杂物，保持地面干净、整洁且无障碍物，避免老人滑倒或绊倒；同时可使用防滑地垫增加地面摩擦力。

（三）安装防护设施并合理布置家具

在楼梯处安装牢固的扶手，方便老人上下楼梯时抓握，增加安全性；在老人的床两侧安装护栏，防止老人在谵妄时翻身掉落床下；选择边角圆润的家具，减少碰撞时的伤害风险。

（四）注意防火安全及门窗安全

定期检查家中的电器设备和电线，确保用电安全；配备灭火器等消防设施，并教会老人基本的消防知识和应急措施；确保门窗关闭牢固，防止老人因幻觉意外外出或发生其他安全问题。

（五）安装紧急呼叫装置

在家中安装紧急呼叫按钮或相关设备，确保老人在需要帮助时能够及时通知到家人或护理人员。

第三节 照护清单

照护清单如表 8-3 所示。

表 8-3 照护清单

时间	星期一	星期二	星期三	星期四	星期五	星期六	星期日
06:00—07:30	起床、洗漱、早饭时间						
07:30—08:30	餐后休息时间、每周两次测量生命体征、每周一次谵妄评估						
08:30—09:30	散步	手工活动绘画	有氧运动	传统体育项目	抗阻运动	听音乐听书	散步
09:30—10:00	运动后休息时间						
10:00—11:00	记忆训练	定向训练	语言训练	计算训练	记忆训练	定向训练	语言训练
11:00—14:00	午餐及午休时间						
14:00—17:00	益智游戏	社区活动	益智游戏	社区活动	益智游戏	益智游戏	社区活动
17:00—18:00	晚餐及餐后休息时间						
18:00—20:00	传统体育项目	散步	散步	与老人沟通交流	散步	散步	亲友视频通话互动游戏
	此时间段运动应注意适当强度，不可剧烈运动						
20:00—21:00	睡前准备阶段（洗漱、整理个人卫生）						
21:00—06:00	睡眠时间						
	可根据老人服用药物情况，加入服用时间 具体的照护内容和时间安排可根据老人的实际情况和需求进行调整						

（彭琳 陆小英）

··· 参考文献 ···

［1］孔婵,王玫,徐嘉琦,等."老年人谵妄、痴呆和抑郁的评估和护理"临床实践指南(2016版)谵妄部分解读[J].护理研究,2021,35(15):2633-2636.

［2］汤铂,王小亭,陈文劲,等.重症患者谵妄管理专家共识[J].中华内科杂志,2019,58(2):108-118.

［3］中国老年医学学会麻醉学分会.中国老年患者术后谵妄防治专家共识[J].国际麻醉学与复苏杂志,2023,44(1):1-27.

［4］中华医学会神经病学分会神经心理与行为神经病学学组.综合医院谵妄诊治中国专家共识(2021)[J].中华老年医学杂志,2021,40(10):1226-1233.

第九章　慢性疼痛

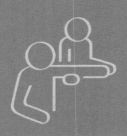

第一节　知识要点

扫描二维码，观看本章微课

一　疼痛的定义

国际疼痛医学研究会将疼痛定义为与实际或潜在组织损伤，或描述的类似损伤相关的一种不愉快的感觉和情感体验。疼痛是一种复杂的生理心理活动，由伤害性刺激所引起机体的痛感觉和机体对伤害性刺激产生的痛反应两部分组成。疼痛是临床上常见症状之一，也是老年患者最常见且严重影响日常活动能力的主诉之一。2001年，世界卫生组织将疼痛列为继体温、脉搏、呼吸、血压4大生命体征之后的"第5大生命体征"。2004年起，国际疼痛学会将每年的10月11日定为"全球征服疼痛日"。

二　慢性疼痛的定义

慢性疼痛是指持续或反复发作超过3个月的疼痛。慢性疼痛累及全球20%以上的人口，约2/3的慢性疼痛患者伴有认知和情感障碍。资料显示，65岁以上老年人中80%～85%存在一种或一种以上诱发疼痛症状的疾病，老年慢性疼痛的发生率为25%～50%。随着人口老龄化程度日益加深，近年来对老年疼痛的诊疗和护理越来越受到重视。

三　慢性疼痛的分类

根据慢性疼痛的原因及表现的不同，世界卫生组织将慢性疼痛进行如下分类：

（一）慢性原发性疼痛

疼痛持续或反复发作超过3个月，伴有显著的情绪情感异常或功能障碍，且排除其他慢性疼痛性疾病时，可诊断为慢性原发性疼痛。如慢性原发性内脏痛、慢性广泛性疼痛等。

（二）慢性神经病理性疼痛

由损伤和疾病影响躯体感觉神经系统引起的慢性疼痛，临床表现为痛阈下降、痛反应增强和自发性疼痛。

（三）慢性肌肉骨骼疼痛

发生在肌肉、肌腱、骨骼、关节或软组织等部位的持续性或复发性疼痛，且时间超过 3 个月。

（四）慢性内脏痛

源自头颈部及胸腔、腹腔和盆腔内脏器官的持续性或反复发作性疼痛，病因包括机械因素、血管因素和持续性炎症，不包括神经病理性疼痛。

（五）慢性癌痛

由原发癌症本身或癌症转移，以及治疗癌症的手术、放化疗等所导致的慢性疼痛。一般分为慢性神经病理性癌痛、慢性骨癌痛、慢性内脏癌痛。

（六）慢性头痛与颌面痛

至少 3 个月内，有超过一半的天数发生头痛或颌面痛，伴有严重的情感障碍（焦虑、愤怒、沮丧或抑郁情绪）或功能障碍（干扰日常活动和社交）。每天疼痛持续时间至少 4 小时（未经治疗）或者每天出现几次短暂的发作，是由生物、心理和社会等多因素共同导致的疼痛综合征。

（七）慢性手术后和创伤后疼痛

在手术后或者组织创伤后（包括烧伤在内的任何创伤）出现，排除由感染、复发的肿瘤等因素引起的疼痛，在创伤愈合后，疼痛依然持续存在超过 3 个月，且经常发生。

四　慢性疼痛的表现

疼痛是机体受到伤害的一种保护性反应，有助于人体及时躲避伤害，并会引起机体一系列防御性保护反应，也可提醒人们去积极治疗躯体疾病。在医学上，疼痛是最常见的症状之一，疼痛的位置常指示病灶所在，而疼痛的性质间接说明病理过程的类型。人们通常可以指出疼痛的部位和程度，但疼痛的性质有时极难描述，要准确说明其性质则较为困难，因此人们通常用比拟的方法进行描述，如刺痛、灼痛、跳痛、钝痛或绞痛等。疼痛可以引起逃避、诉痛、啼哭、叫喊等躯体行为,可同时伴呼吸、循环、代谢、内分泌及心理和情绪的改变,如血压升高、心跳加快和瞳孔扩大等。

慢性疼痛是一种疾病,不仅仅在于疼痛本身,更重要的是在长期疼痛刺激下,会促使中枢神经系统发生病理性重构,使疼痛疾病的进展愈加难以控制。及早控制疼痛,至少可以延缓这一进程的发展,对于患者而言,慢性疼痛也不仅仅是一种痛苦的感觉体验,还会严重影响躯体和社会功能,使患者无法参与正常的生活和社交活动。

 老年慢性疼痛的特点

(一)与慢性疾病相关性高

研究显示,65 岁以上老年人群中约 80% 的患者至少有 1 种慢性疾病,较其他年龄阶段的人群更易诱发疼痛。老年疼痛随年龄增长,疼痛程度持续性增加,发生率相应也增高,且以退休、丧偶的老年患者发生率较高,女性发生率多高于男性。

(二)对疼痛的反应不敏感

随着年龄的增长,脑的功能衰退,疼痛的下行抑制系统受损,老年患者对疼痛反应的敏感性下降,对慢性疼痛的忍耐度增高,对疼痛多采取顺从接受态度,消极治疗,使得持续疼痛和反复发作疼痛的概率增高。

(三)疼痛多而主诉少

老年人罹患慢性骨关节痛、腰腿痛、糖尿病痛性周围神经病变、脑卒中后遗疼痛的概率明显增加。但老年疼痛患者主动报告疼痛的比例明显偏低。其原因主要为:①多数老年人认为疼痛是疾病的必然表现,需要忍受;②老年人认为疼痛是衰老的标志,不可避免;③伴有认知功能受损的老年人常不能表述疼痛。

(四)与抑郁、焦虑普遍存在共病

长期慢性疼痛使得老年人各种能力丧失,无助、孤独和社会的隔离使得老年慢性疼痛患者更易患上抑郁、焦虑等心理障碍,进一步损害下行抑制系统,导致慢性疼痛的增加。老年人甚至会出现疼痛自我负担认知障碍,感觉自己成为家庭、亲人的负担,导致不可预料的身体、精神不良后果,甚至出现自杀意念。

(五)显著影响生活质量

不可逆的衰老使老年人的躯体功能全面减退、活动能力受损,部分老年人的日常生活需要他人帮助,如长期伴有疼痛,生活质量会进一步下降,甚至丧失全部活动能力。

 六 慢性疼痛的评估

（一）疼痛的评估

自我报告是老年人疼痛评估的金标准,疼痛强度的评估是疼痛评估的重点,老年人的短期记忆能力下降,各种疼痛评估量表可以将老年人的疼痛程度进行量化,使照护者对其疼痛程度有更准确的了解。评估前照护者应耐心恰当地解释,有助于提高评估的准确性。

1. 视觉模拟疼痛量表　使用一条长约 10 厘米的游动标尺(图 9-1),一面标有 11 个刻度,两端分别为"0 分"端和"10 分"端,将疼痛的程度用数字 0~10 表示,"0 分"表示无痛,"10 分"表示难以忍受的最剧烈的疼痛,患者根据自身疼痛程度在 11 个数字中挑选一个数字代表疼痛程度。此法适用于无意识障碍、语言表达正常的患者,该量表最大的优点是操作简单,易于理解。但有的患者不适用,如手术后疼痛,有时患者无法完全理解该量表的意义。

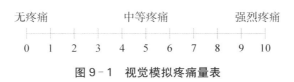

图 9-1　视觉模拟疼痛量表

2. Wong-Banker 面部表情量表　采用从微笑至悲伤至哭泣的 6 种面部表情表达疼痛程度(图 9-2)。0＝非常愉快,无疼痛;2＝微痛;4＝有些疼痛;6＝疼痛明显;8＝疼痛剧烈;10＝疼痛难忍。此法适合任何年龄阶段且没有特定的文化背景或性别要求,易于掌握。尤其适用于急性疼痛患者、老年人、儿童及表达能力丧失者。

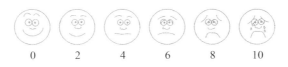

图 9-2　Wong-Banker 面部表情量表

3. 词语等级量表　患者通过自述来评价疼痛强度和变化的一种工具。临床上最常用的是 5 级和 6 级评分法,分为无痛、轻度痛、中度痛、重度痛和剧烈痛 5 级或无痛、轻度痛、中度痛、重度痛、剧烈痛和难以忍受的痛 6 级。该方法简便易行,但精确度不够,有时患者很难找出与其疼痛强度相对应的词语。

4. 长海痛尺 国内外有文献报道:视觉模拟量表(VAS)、词语等级量表(VRS)及数字疼痛量表(NRS)之间存在良好的相关性。海军军医大学第一附属医院(长海医院)根据自己的临床经验及应用体会,制定出新的评估工具——长海痛尺(图 9-3)。在 VRS 的基础上,对疼痛标尺做出具体解释。使患者更容易接受,结果相对准确,减少疼痛评估误差,并能够随访治疗的结果,解决了单用 0～10 痛尺评估时随意性过大的突出问题,解决了单用 0～5 痛尺评估时精度不够的问题,易于被护士和患者接受,提高了疼痛评估的准确性。

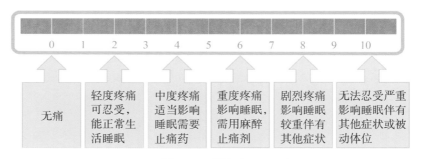

图 9-3 长海痛尺

5. 疼痛日记评分法 由患者、家属或照护者记录每天各时间段(每 4 小时、2 小时、1 小时或半小时)与疼痛有关的活动,其活动方式为坐位、行走、卧位。疼痛强度用 0～10 的数字量级来表示,睡眠过程按无疼痛记分(0 分)。此方法简单、真实可靠,便于比较及时发现患者的疼痛与生活方式、疼痛与药物用量之间的关系等。

6. 认知功能障碍患者的疼痛评估 随着年龄增长,老年人群特别是高龄人群中各种认知功能障碍的比例逐渐增高,对这类人群的疼痛评估更为困难。目前已有十余种评估量表应用于这些特殊人群,如阿尔茨海默病不适评估量表、老年痴呆患者疼痛评估表、痴呆患者不舒适评估记录、Dolopus-2 疼痛评估量表、非言语性疼痛指标表、重度痴呆疼痛评估表等。这些量表各有不同的观察侧重点,在临床中应灵活使用。

据文献报道,不同的疼痛强度评估量表在 65 岁以上的老年人中的使用情况,结果表明:Wong-Banker 面部表情量表的效度和信度较好;词语等级量表评分可较好地描述疼痛;认知和文化程度对视觉模拟疼痛量表的评估结果影响最大。老年患者的疼痛评估应灵活应用各种方法,条件允许时可几种方法同时应用互相修正。

第二节　照护要点

 照护原则

(1) 帮助老年人正确认识疼痛,能表达出疼痛的存在。

(2) 能正确使用疼痛评估工具,帮助老年人准确评估疼痛程度。

(3) 帮助老年人缓解因疼痛引起的焦虑、抑郁情绪,能平和地接受慢性疼痛实施,并积极面对慢性疼痛的治疗。

 生活照料要点

(1) 经过对慢性疼痛的照护,老年人主诉身体舒适度增加。

(2) 经过对慢性疼痛的照护,老年人能维持正常睡眠形态。

 操作要点

(一) 药物镇痛的护理

世界卫生组织的三阶梯镇痛疗法将镇痛药物分为三类:非阿片类镇痛药、弱阿片类镇痛药、阿片类镇痛药。辅助药物包括抗抑郁药物、抗焦虑药物、抗骨质疏松药等,因老年人慢性疼痛多见,因此最好选择长效缓释剂。

1. 非阿片类镇痛药　适用于轻至中度疼痛,也可以是阿片类镇痛药的辅助用药。包括对水杨酸类药物、苯胺类药物、非甾体类抗炎药等。对乙酰氨基酚(散利痛)属于非甾体类抗炎药,是用于缓解老年人轻至中度肌肉骨骼疼痛的首选药物。非甾体抗炎药是适用于短期治疗炎症关节疾病(痛风)和急性风湿性疾病(风湿性关节炎)的主要药物。其主要不良反应有胃肠道反应如出血、抑制血小板聚集、肾功能损害。老年患者在使用非甾体抗炎药时应密切观察患者有无消化道出血等不良反应。

2. 弱阿片类药物　使用较多是曲马多,主要是针对中度疼痛的各种急性疼痛和手术后疼痛,其对呼吸抑制作用弱,以及存在胃肠道(便秘)和肾脏问题的老年人更适合使用。

3. 阿片类药物　阿片类镇痛药物适用于急性疼痛和恶性肿瘤引起的疼痛。阿片类药物对老年人的镇痛效果好,但老年人常因间歇性给药而造成疼痛复发。阿片类药物的不良反应有恶心、呕吐、便秘、镇静和呼吸抑制,用药过程中注意不良反应的预防与处理,才可以达到理想的镇痛效果,提高老年人的生活质量。

4. 抗抑郁药物　抗抑郁药除了抗抑郁效应外,还有镇痛作用,可用于治疗各种慢性疼痛综合征。此类药包括三环类抗抑郁药,如阿米替林和单胺氧化酶抑制剂、5-羟色胺和去甲肾上腺素再摄取抑制剂等药物。三环类、四环类抗抑郁药不能用于严重心脏病、青光眼和前列腺增生的患者。

5. 外用药　临床上常用芬太尼透皮贴剂等止痛贴外用镇痛,适用于不能口服和已经应用大剂量阿片类镇痛药的患者。护理上应注意各种外用镇痛药的使用方法,做到正确有效使用。

（二）非药物镇痛的护理

非药物镇痛可以作为药物治疗的辅助措施,减少镇痛药物的用量,提高疼痛的缓解效果,改善患者的健康状况,但是非药物镇痛不能完全取代药物治疗。

1. 物理治疗　疼痛的物理治疗种类较多,包括光疗、电疗、磁疗、超声波疗、按摩等方法。物理治疗有助于增加局部血液循环、镇痛、增强肌力、改善老年人的关节活动范围。在进行物理治疗时,必须由专业医护人员进行,注意避免用力过猛,造成老年人不必要的损伤。

2. 微创介入治疗　对于药物治疗和物理治疗效果不佳的慢性顽固性疼痛,可考虑微创介入治疗。治疗前,应谨慎评估介入治疗对患者的潜在获益和风险等。

3. 运动锻炼　运动锻炼对于缓解慢性疼痛非常有效。运动锻炼在改善全身状况的同时,可调节情绪、振奋精神、缓解抑郁症状。运动锻炼可以增强骨承受负荷及肌肉牵张的能力,减缓骨质疏松的进程,帮助恢复身体的协调和平衡。

4. 心理调适

（1）心理暗示与诱导镇痛暗示疗法：心理干预（认知行为疗法、正念冥想、生物反馈、引导式景象刻画等）对包括痴呆症在内的相关疾病导致的老年人慢性疼痛有一定益处。照护者可根据职业专业性、环境优势、患者个性等，采用不同的暗示疗法。通过含蓄、间接的方式，对患者的心理和行为产生有效的暗示作用，调整患者的情绪反应。诱导想象疗法就是通过护理人员的诱导，让患者想象一些以往经历过的、令人愉悦的事情和场面，来减轻或缓和患者的疼痛。

（2）疼痛的调控：长期的慢性疼痛对患者来说是身体和精神上的双重痛苦，不应逆来顺受，应充分表达疼痛感受，积极面对。护理人员应重视、关心老年人的疼痛，多与患者沟通交流，给予及时的情感、信息、评估支持，使其在尽可能短的时间树立积极心态，降低对疼痛的敏感性，稳定情绪、缓解焦虑。同时鼓励患者家属多陪伴老年人，减少患者独处引起的心理焦虑，从而引起疼痛加剧。

5. 健康指导

（1）用药指导：向患者及患者家属进行疼痛的用药指导，包括药物的用法、用量，正确使用方法。缓释类镇痛药不可嚼服，必须整片吞服；对于慢性疼痛的镇痛治疗，要按时服用，发生不良反应及时报告。对于长期服用阿片类镇痛药导致的便秘可通过调整饮食、选用乳果糖等渗透性泻药软化粪便。心血管药、降糖药、利尿药及中枢神经系统药都是老年人常用的药物，镇痛药物与这些药物合用时，应注意药物的相互作用可能带来的影响。同时，教会患者和家属使用疼痛评估方法，以便得到正确有效的镇痛。

（2）减轻疼痛的方法：疼痛时采取舒适的体位，指导患者学会放松技巧（如腹式呼吸、深呼吸、打哈欠等），选择一些舒缓的音乐、阅读、看电视、与他人交谈等患者感兴趣的方式，分散患者对疼痛的注意力，从而减轻患者的疼痛。提倡清淡、高蛋白、低脂、无刺激的易消化食物，少量多餐；保持大便通畅，减轻腹胀，以免诱发疼痛；保持情绪稳定。

第三节　照护清单

照护清单如表 9-1 所示。

表9-1 老年慢性疼痛照护清单

时间	星期一	星期二	星期三	星期四	星期五	星期六	星期日
06:00—07:30	起床、洗漱、早饭时间						
07:30—08:30	餐后进行疼痛评估						
08:30—09:30	有氧运动	物理治疗	有氧运动	物理治疗	有氧运动	物理治疗	有氧运动
09:30—10:00	运动后进行疼痛评估						
10:00—11:00	正念冥想	认知行为疗法	正念冥想	认知行为疗法	正念冥想	认知行为疗法	正念冥想
11:00—14:00	午餐后进行疼痛评估						
14:00—17:00	引导式景象刻画	社区活动	引导式景象刻画	社区活动	引导式景象刻画	社区活动	引导式景象刻画
17:00—18:00	晚餐后进行疼痛评估						
18:00—20:00	物理治疗	散步	物理治疗	散步	物理治疗	散步	物理治疗
20:00—21:00	睡前进行疼痛评估						
21:00—06:00	睡眠时间						

注:1. 按时服用疼痛药。
　　2. 疼痛评估后需进行记录。

（陈文颖　翁艳秋）

··· 参考文献 ···

［1］曹炜,张炜,王晶,等. 老年患者日常生活活动能力危险因素及其与慢性疼痛的关系研究［J］.临床和实验医学杂志,2023,22(17):1888-1891.

［2］国家卫生健康委能力建设和继续教育中心疼痛病诊疗专项能力提升项目专家组.中国慢性创伤后疼痛诊疗指南(2023版)［J］.全科医学临床与教育,2023,21(11):964-967.

［3］胡秀英,肖惠敏.老年护理学［M］.人民卫生出版社,2022:133-137.

［4］权紫微,李铭麟,苑莉莉,等.老年慢性疼痛与抑郁症的关系研究进展［J］.实用老年医学,2023,37(3):223-225.

［5］王瑞琪,黄欢欢,曹松梅,等.医养结合机构老年人慢性疼痛管理最佳证据总结［J］.循证护理,2023,9(7):1177-1184.

［6］中国国家卫生健康委能力建设和继续教育中心疼痛病诊疗专项能力提升项目专家组.非阿片类镇痛药治疗慢性疼痛病中国指南［J］.中华医学杂志,2023,103(39):3088-3102.

［7］BARKE A, KORWISI B, RIEF W. Chronic pain in the ICD-11: new diagnoses that clinical psychologists should know about ［J］. Clin Psychol Eur, 2022, 4 (Spec

Issue):e9933.

［8］ NUGRAHA B, GUTENBRUNNER C, BARKE A, et al. The IASP classification of chronic pain for ICD－11: functioning properties of chronic pain ［J］. Pain, 2019,160 (1):88－94.

［9］ TREEDE R D, RIEF W, BARKE A, et al. Chronic pain as a symptom or a disease: the IASP classification of chronic pain for the international classification of diseases (ICD－11) ［J］. Pain, 2019,160(1):19－27.

第十章　营养不良

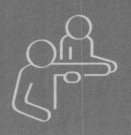

第一节　知识要点

扫描二维码，
观看本章微课

 营养不良的定义

"营养不良"是指由于吃不下（摄入不足）或吸收不了（利用障碍）引起能量、蛋白质和/或其他营养素缺乏或失衡，进而导致人体组成改变，生理功能和精神状况下降，并且可能导致疾病的发生或加重。营养不良在老年人中相当常见。调查资料显示，我国超五成老年人存在营养不良问题。

 老年人营养不良的危害

相对传统的隐形杀手"三高"（高血压、高血糖、高血脂），营养不良隐藏更深。不仅损害老年人的身心健康和生活质量，对同时患有其他疾病的老年人有更大危害。营养不良严重影响老年人的身体健康，导致身体抵抗力下降、疾病加重或诱发新的疾病发生。老年人营养不良可能引发的健康问题主要包括以下方面。

（一）虚弱和体力下降

老年人营养不良可导致虚弱、乏力和体力下降，会感到无法完成日常活动，甚至简单的行走也成为一项挑战。

（二）机体免疫力下降

充足的营养对于维持免疫系统功能至关重要。老年人如果缺乏必要的营养素，容易导致免疫力下降，增加感染、出血、休克、器官衰竭等致命危险的发生风险，会导致其住院时间延长，死亡率显著增加。

（三）加快肌肉的流失

老年人营养不良可能导致肌肉质量和力量的减少，甚至发生肌少症，影响行动的能力和稳定性,增加摔倒和骨折的风险。

（四）引发心血管问题

不良的营养状态可能导致高血压、高胆固醇和其他心血管问题的发生。首先,过多的盐分摄入可能导致老年人血压升高,而高血压是心脏病、中风等心血管问题的主要危险因素之一。其次,老年人营养不均衡,可能会过量摄入饱和脂肪和胆固醇,这些物质在体内堆积,形成动脉粥样硬化斑块,阻塞血管。此外,营养不良还可能导致钾、镁、维生素 C 和 E 等一些微量元素和维生素的缺乏。钾和镁有助于维持正常的心脏节律,而维生素 C 和 E 则具有抗氧化作用,有助于预防血管损伤。

（五）增加认知障碍的风险

老年人如果缺乏必要的维生素和矿物质（如维生素 D、维生素 B_{12}、锌、镁等）,以及 $\omega - 3$ 多不饱和脂肪酸,可能会影响大脑功能,增加认知障碍发生的风险。

 老年人营养不良常见原因

老年营养不良原因复杂多样,营养摄入减少、高消耗状态及营养素生物利用度下降是老年人营养不良的核心因素,常见原因归结为以下几种。

（一）退行性生理改变

随着年龄的增加,老年人会出现消化系统功能的退化和降低,如牙齿松动、脱落、缺失,咀嚼肌肉萎缩,吞咽功能减退,便秘等,影响食欲和进食;唾液、胰液、肠液等消化液的分泌减少,肠道蠕动功能减退等降低营养食物的吸收和利用;此外,准备/制作食物困难、日常生活活动能力降低等也会导致营养物质的摄取和利用障碍。

（二）基础疾病多

老年人常常患有多种疾病,如高血压、冠心病、心律失常、糖尿病、慢性阻塞性肺疾病、慢性肾病、肿瘤、阿尔茨海默病、感染等,这些基础疾病多会直接或间接地导致患者食欲减退、食量减少、代谢降低、营养消耗从而引发营养不良。

（三）药物不良反应

老年人常有慢性基础疾病且存在多病共存情况,因而多数老年人经常长期使用一种或多种药物。国内的一项研究显示,在老年慢性病共病患者中,服用 5

种及以上药物的患者占 95.7%。俗话说"是药三分毒",在长期服药的老年患者人群中,药物不良反应发生率很高,其中胃肠道反应最为常见,如食欲减退、腹胀、腹泻、便秘、恶心等,这些都会导致营养不良的发生。

（四）社会和心理因素

老年人日常生活能力降低,部分老年人独居,受周围的关心照顾减少,容易出现孤独、焦虑、抑郁等心理问题。在经济上对食物的购买需求下降,在体力上对食物的采购能力也下降。部分老年人还存在"常吃素,好养肚""千金难买老来瘦"等错误的饮食习惯和观念,有意减少或控制营养物质的摄入,使得必须营养物质吸收减少,也会引起营养不良的发生。

四 营养不良常见临床表现

老年营养不良临床表现形式多样,可出现食欲减退、腹泻、便秘、腹胀等消化系统表现,也可出现反复感冒、感染、诱发肿瘤等免疫系统表现;此外,还可表现为视觉、嗅觉、味觉等感官功能减退,记忆力减退,乏力、消瘦、水肿、贫血、心律失常等。

五 营养不良的早期识别

老年人可以通过三个简单方法判断营养状况。若已有营养不良的初期表现,需要及早干预。

（一）近 3 个月体重下降过快

从现在倒推 3 个月,如果体重下降超过 5%（如通常体重为 60 kg,其 5% 是 3 kg）就要引起注意,是否出现营养不足、进食量减少了;如果体重丢失超过 10%,就要去医院就诊。3～4 天或一周量一次体重即可。

（二）近两周进食量减少

如果老人最近进食量减少 50%（如此前可以吃一碗饭,现在只能吃半碗）或更多,持续两周以上,需要就医明确原因。

（三）伴随进食出现胃肠道不适

关注老人在进食前、进食后或进食过程中有无恶心、腹胀、呕吐、反酸烧心、腹泻、便秘等问题出现,或因以上情况有所加重影响了食欲,就需要对营养状况多加关注。微型营养评定法简表（表 10－1）可以帮助我们快速判断老年人的营养状况,总分共计 14 分:分值≥11 分,提示营养情况良好;分值≤11 分,提示营养不良。

表 10‐1 微型营养评定法简表

	标准		分数	得分
1	近 3 个月丢失体重			
		>3 千克	0	
		不知道	1	
		1~3 千克	2	
		无	3	
2	MBI 值(体重÷身高^2)			
		<19	0	
		19~21	1	
		21~23	2	
		>23	3	
3	近 3 个月有应激或急性疾病			
		否	0	
		是	2	
4	活动能力			
		卧床	0	
		能活动,但不愿意	1	
		每天外出活动	2	
5	精神疾病			
		严重痴呆、抑郁	0	
		轻度痴呆	1	
		没有	2	
6	近 3 个月有食欲减退、消化不良、咀嚼吞咽困难等			
		食欲严重减退	0	
		食欲轻度减退	1	
		无这些症状	2	

总的来说,当老年人出现下列情况中的 2 项,就有可能出现了营养不良:

①能量摄入不足；②体重减轻；③皮下脂肪减少；④肌肉质量减轻；⑤局部或全身积液（有时可能掩盖体重减轻）；⑥功能状态减弱。

 六　老年营养不良的预防

（一）补充充足的优质蛋白

充足的蛋白质摄入是预防和改善营养不良的首要措施。老年人群的蛋白质每日摄入量应达到 1.0～1.5 克/千克；已存在严重营养不良时，每日需补充到 1.5 克/千克以上。蛋白质摄入应平均分布于每日的 3～5 餐中，优质蛋白（含亮氨酸等）的比例占到至少 50%。对有食欲下降和消化吸收能力下降的老年人，可以采用少量多餐的方式，以蒸、煮、炖、烩、焖等方式将食物烹制软烂，安排在一日餐谱中。如果日常膳食达不到上述标准时，可进行口服营养制剂的补充或短期给予静脉营养制剂。表 10-2 为一位 50 千克体重的老年人，按每日摄入（1.2～1.5）克/千克蛋白质的参考食谱：

表 10-2　体重 50 千克老人，每日摄入 1.2～1.5 克/千克蛋白质的参考食谱

目标摄入量	60 克/天		75 克/天	
食物名称	食物摄入量（克）	蛋白质量（克）	食物摄入量（克）	蛋白质量（克）
谷类	200	16	250	20
鱼虾类	50	9	75	13.5
畜禽肉类	50	10	75	15
奶类及奶制品	200	6	300	9
蛋类	50	6.7	50	6.7
相当于干大豆类制品	15	5.3	25	9
蔬菜类	300～500	3～5	300～500	3～5
乳清蛋白粉（重点需要人群）	10～30 克/天			

（二）坚持长期适当运动

坚持有氧运动、抗阻运动和全身协调运动，如坐位抬腿、静力靠墙蹲以及拉弹力带等。宜多参加户外活动，增加日晒时间。运动时一定注意预防跌倒。

（三）必要时服用适当药物

根据需要,也可适当补充帮助消化和改善胃肠动力的药物。肌少症患者适当补充维生素 D 有助于改善肌肉质量和下肢功能,减少跌倒和骨折的发生。

"人是铁,饭是钢,一顿不吃饿得慌",无论是老年人自己还是照护者都应该充分认识到营养对老年健康的重要性,以及营养不良所导致问题的广泛性和严重性,预防为先,合理膳食和运动,维护好营养这一健康的根基。

 七　老年人在饮食方面常见的误区

老年人在饮食方面常见误区有以下几大方面。

（一）少食肉类多吃素

不少老年人认为吃肉类和海鲜会加重或诱发疾病。动物性食物是机体获取优质蛋白质的重要来源,富含机体需要的必需氨基酸。长期摄入不足,会导致营养不足、肌少症,甚至营养不良。

（二）多吃粗粮有益健康

有的老年人尤其是患有糖尿病者,认为吃粗粮有防便秘、控制血糖等诸多好处,所以长期坚持吃粗粮。然而对于伴有消化道溃疡的患者而言,长期过度进食粗粮,容易加重病情。因此,老年人吃粗粮需要把握因人而异及适度的原则。

（三）清淡饮食控血脂

食物中油脂及盐的含量过低,会明显影响口感。长期油脂、盐以及食物摄入不足,可导致老年人电解质紊乱、便秘及营养不良。建议老年人每天用油 25～30 g,尽量选择食用植物油,少食动物油。

（四）营养都在汤里面

汤在熬制过程中虽然会溶解出少量的蛋白质,但同时也会溶解出脂肪和嘌呤。如果弃肉喝汤,不仅不能摄取足够、优质的营养,还会摄入过多的嘌呤、脂肪与盐。

以上四大因素导致老年人营养不良问题日益严重,很多老年人喜欢滥用补药,却忽略了好好吃饭的重要性。改善老年人营养状况,吃饭或比吃药更重要。

第二节　照护要点

 老年人膳食结构原则

　　依据老年人的生理特点,按照《中国居民膳食指南》推荐的"均衡饮食"原则,老年人的膳食应本着"三低、四高、一适量"(即低脂肪、低糖分、低钠盐,高蛋白、高矿物质、高膳食纤维、高维生素和适量热量)的原则进行调整,每天供能比脂肪不超过 30%,蛋白质占 10%~15%,碳水化合物占 55%~60%。我们可以用一个很简单的方法来衡量每餐食物的合理比例:一个餐盘里应该有大约 1/4 蛋白质和脂肪,1/4 全谷物,1/4 蔬菜,1/4 水果,另加适量乳制品。至于餐盘的大小,则可因人而异。具体膳食结构选择参考中国老年人平衡膳食宝塔(图 10-1)。老年人咀嚼及消化能力欠佳或烹饪不易消化的蔬菜时,可以适当切碎、煮烂蔬菜以防止老年人吞咽及消化困难。

 老年人饮食照护要点

　　(一) 一般老年人饮食照护要点

　　一般老年人,指年龄>65 岁、<79 岁的老年人。在营养及饮食上请注意以下几点:

　　1. 食物品种丰富,合理搭配　老年人的日常饮食更应该做到种类丰富,每天应进食 12 种以上食物,每周应进食 25 种以上食物。主食除了米饭、面条、馒头等,可以增加小米、荞麦、玉米等粗粮,适当增加薯类食物的摄入,如土豆、红薯等。同时,每天增加全谷物和杂豆的摄入,应达到 50~150 克/天。做到餐餐有蔬菜,因为不同品种的蔬菜含有的营养成分差异较大,老年人要尽可能换着吃不同的蔬菜,特别注意多选深色的叶菜。每天应有 200~350 克水果的摄入,新鲜应季水果为佳,经常更换品种。

　　2. 足够的动物性和大豆类食物　动物性食物包括畜禽肉、蛋类、水产类、奶类及一些动物内脏。动物性食物优质蛋白质含量足,微量营养素的吸收、利用率高,可有效减少贫血、肌肉衰减的发生。每天应摄入 120~150 克动物性食物,经常选择不同的动物性食物。对老年人来说,多摄入鱼肉可降低老年痴呆及认

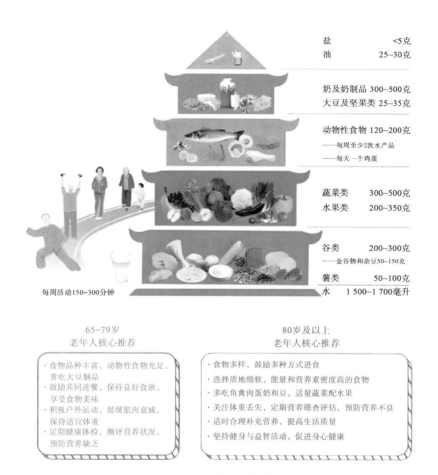

盐　　　　　　<5克
油　　　　　　25~30克

奶及奶制品 300~500克
大豆及坚果类 25~35克

动物性食物 120~200克
——每周至少2次水产品
——每天一个鸡蛋

蔬菜类　　　 300~500克
水果类　　　 200~350克

谷类　　　　 200~300克
——全谷物和杂豆50~150克
薯类　　　　 50~100克
水　　 1 500~1 700毫升

每周活动150~300分钟

65~79岁
老年人核心推荐

· 食物品种丰富,动物性食物充足,
　常吃大豆制品
· 鼓励共同进餐,保持良好食欲,
　享受食物美味
· 积极户外运动,延缓肌肉衰减,
　保持适宜体重
· 定期健康体检,测评营养状况,
　预防营养缺乏

80岁及以上
老年人核心推荐

· 食物多样,鼓励多种方式进食
· 选择质地绵软,能量和营养素密度高的食物
· 多吃鱼禽肉蛋奶和豆,适量蔬菜配水果
· 关注体重丢失,定期营养筛查评估,预防营养不良
· 适时合理补充营养,提高生活质量
· 坚持健身与益智活动,促进身心健康

图 10-1　中国老年人平衡膳食宝塔

知功能障碍的发生风险。在选择鱼肉时,可多食用鱼肚,这一部位肉质细软,便于消化吸收,且 ω-3 多不饱和脂肪酸中的含量较高,有利于血脂的调节。动物性食品应注意食用量,可与蔬菜搭配食用。经常食用大豆类食物,如豆腐、豆腐干、豆皮等,其口感细腻,富含优质蛋白质。建议每天摄入相当于 15g 大豆的不同豆制品。

　　3. 共同进餐结合合理运动　"吃饭有人陪",共同进餐可以降低老年人体重减轻的风险。体重下降往往意味着身体脂肪和肌肉量的减少,老年人的肌肉量和肌肉力量下降到一定程度,医学上就称之为肌肉衰减综合征。肌肉衰减综合征可导致老年人日常活动能力下降、跌倒风险增加,与老年人的死亡率密切相关。各年龄段的老年人都应该天天活动,在天气晴好的时候多到户外活动。运动要量力而行,不宜强度过大。共同进餐结合合理的运动,有助于老年人保持身体健康。

4. 少盐少油,控糖限酒　食盐摄入过多会增加高血压、脑卒中的发生风险。老年人常常患有多种慢性疾病,应限制食盐和脂肪的摄入,每天摄入食盐应不超过 5 克,烹饪用油 25～30 克。可在烹饪时使用定量盐勺及油壶控制使用量。另外,要警惕"隐形盐"的摄入,如酱油、豆瓣酱、豆腐乳及咸菜等。这类食物盐含量较高,老年人应慎重选择。老年人要尽量少饮酒或不饮酒,任何形式的酒精对人体健康都没有益处。同时,要控制添加糖的摄入,建议少选择或不选择含糖的加工食物,如甜饮料、饼干、糕点等。

（二）高龄老人饮食照护要点

年龄≥80 岁老年人为高龄老人。针对高龄老人的饮食,在照护中还需要重点注意以下 2 点:

1. 食物优质、细软多样,保证营养摄入均衡　高龄老人的胃肠道消化能力减弱,且常伴有进食量减少。建议选择优质、细软及多样的食物。鼓励家人、朋友和高龄老人与一起进食,适当参加食物制备,融入家庭活动。吃好三餐,早餐 1 杯奶、1 个蛋、1～2 种主食;午餐及晚餐宜有 1～2 种主食、1～2 个荤菜、1～2种蔬菜、1 种豆制品。蔬菜及肉类应经常更换种类。对于正餐摄入不足或饮食易饱的老年人,可选择奶制品、水果、坚果等健康的食物适当加餐,帮助补充营养。在烹饪方式,高龄老人由于咀嚼、吞咽等功能下降,可多选择蒸、煮、烩等烹饪方式,将食物切小切碎、煮软烧烂。

2. 坚持活动,补充营养,促进身心健康　高龄老人也应该坚持每天活动。卧床老人可进行低负荷小强度抗阻运动,如使用弹力球、弹力带等进行运动。研究已证实,抗阻运动不仅能提高高龄老年患者的躯体功能、增加肌肉力量,还能有效改善肺功能。建议非卧床老人少坐多动,可根据自身身体情况,结合平衡、有氧和抗阻运动,以延缓或减少肌肉萎缩。脑力活动同样重要,老人可进行阅读、下棋等益智活动,以延缓认知功能衰退。应监测高龄老人的营养状况,若出现营养风险或营养不良,应在专业人员的指导下适当补充特殊医学用途配方食品,以达到改善营养的目的。

（三）已有营养不良的老人饮食照护要点

1. 适当增加进食量　鼓励营养不良的老人适当增加进食。在安排食物时,要特别注意适当增加牛奶、鸡蛋、瘦肉、鱼虾、豆制品的量,以补充优质蛋白质。

2. 增加富铁食物的供应　含铁最多的食物是动物血与肝脏,建议老人每周吃2～3次猪血制品(血肠、血豆腐)或猪肝、鸡肝、鸭血等,每次摄食的量不必大,30～50 g即可。

3. 提倡增加餐次　营养不良患者一日可以进食4～5餐。除早、午、晚三次正餐外,可在上午9时、下午3时前后安排2次间食或零食,如夜间上床入睡时间晚,还可在睡前半小时安排少量的加餐。

4. 提高饭菜质量　烹调加工食物要适合老人口味,还应软烂、容易咀嚼和容易消化。宜多做些包子、饺子等带馅的食品,多安排蒸食与炖菜,适当安排粥食,要少吃生冷,油炸和油煎食品。每餐饭都勤换花样,有干有稀。"干",指面包、馒头、发糕;"稀",指面条、馄饨、肉粥、余丸子、麦片粥等。

5. 及时治疗原发病　老人营养不良和体重低下若由肿瘤、糖尿病、哮喘、抑郁症、帕金森病等疾病引起,则应同时积极采取措施治疗和应对原发病。

温馨提示:禽蛋类和豆制品是质优且廉价的食物。如果膳食中肉类、鱼虾类和奶类供应不足,或因为某种原因不吃肉食的老人,需要保证每天能吃1～2枚鸡蛋和充足的豆制品。适合老人吃蛋的方法是:煮蛋、蒸蛋羹和荷包蛋。

 三　烹饪蔬菜的正确方法

食用蔬菜可降低心血管疾病的发病及死亡风险,也可降低食管癌和结肠癌的发病风险。烹饪时增加蔬菜的种类并变换烹饪方式,以增加老年人蔬菜食用量及提高蔬菜丰富度,确保老年人蔬菜的食用量达到推荐标准。由于老年人可能存在牙齿脱落、咀嚼及吞咽困难、消化液分泌减少、吸收能力下降等一种或多种情况。在烹制蔬菜时,建议做到以下几点以降低蔬菜内营养成分的损耗:

1. 先洗后切少浸泡　由于蔬菜中的维生素C是水溶性维生素,若切后清洗或浸泡都会导致其从切口部分过多流失。同样切菜也不宜切得过碎,这会导致维生素C在空气中氧化耗损。

2. 急火快炒短焯水　为了减少营养素在高温烹饪时的损失,应适当减少蔬菜的加热时间,但四季豆等蔬菜需要充分加热。

3. 以蒸替煮少油腻　煮蔬菜对维生素C的损耗较大,部分蔬菜如西葫芦、胡萝卜在蒸制时耗损量相对较小。β-胡萝卜素(维生素A原)的吸收虽依赖脂肪,但是过量的脂肪会增加老年人消化系统的负担,所以过于油腻或油炸的食品都不宜食用。

4. 现做现吃不隔夜　做好的蔬菜建议当餐吃完,因为烹饪完的蔬菜在放置过程中也会有维生素的损耗。不管因为放凉还是隔夜,再度烹饪、加热都会进一步损失维生素,所以蔬菜最好现做现吃,不要隔夜。

四　中医中药治疗

营养不良属于中医"虚劳"的范畴。中医认为,虚劳是由于饮食不节、先天不足、重病久病、烦劳过度等因素导致人体脏腑气血亏虚,以多种慢性虚弱表现为主症的疾病。"正气存内、邪不可干;邪之所凑,其气必虚",意思是内在的正气是发病与否的关节,若虚损久病,则外邪容易侵犯人体导致疾病的发生。

(一)中药治疗

虚劳有气血阴阳亏虚、心肝脾肺肾等五脏的不同,比如:

1. 肺气虚者　可表现为平时易感冒、咳嗽无力、短气自汗等,可选用人参、黄芪、五味子等药物益气补肺。

2. 脾气虚者　可表现为面色萎黄、饮食减少、倦怠乏力、大便稀溏,可选用人参、白术、茯苓、甘草等健脾益气。

3. 心血虚者　可表现为心悸、失眠、健忘、多梦、面色苍白等,可选用当归、川芎、人参、黄芪、酸枣仁、甘草等生血益气、养心安神。

4. 肝血不足者　可表现为头晕眼干、面色白、肢体麻木、痉挛,胁痛等,可选用川芎、当归、熟地黄、白芍补血柔肝。

5. 肺阴虚者　可表现为干咳、咽干、潮热、盗汗、咯血等,可选用沙参、麦冬、天花粉滋阴润肺。

6. 肾阴虚者　可表现为腰酸痛、下肢软弱乏力、头晕耳鸣、遗精、颧红,可选用熟地黄、枸杞子、山药、牛膝、龟甲胶等补肾填精。

7. 脾阳虚者　可表现为食少、怕冷、乏力、少气懒言、腹冷痛、大便稀溏等,可选用附子、干姜、人参、白术温阳益气散寒。

8. 肾阳虚者　可表现为腰部冷痛、畏寒肢冷、下利清谷、多尿、阳痿等,可选用附子、肉桂、杜仲、菟丝子、肉苁蓉等温补肾阳。

(二)中医食疗

中医认为,不同的饮食具有不同的阴阳偏性,因而根据选取饮食的不同也可达到调补阴阳气虚的作用。比如:

1. 气虚者　可选用党参、黄芪、大枣等炖鸡以补益元气。

2. 血虚者　可选用当归生姜羊肉汤滋补精血,可选当归、生姜、羊肉等加水适量炖汤。

3. 阴虚者　可选用甲鱼、猪脊髓加少许生姜炖汤可起滋养阴精的功用。

4. 阳虚者　可选用熟附片(适量15～30g)、生姜、狗肉等加水煎煮2小时以上可起温补阳气作用。

第三节　照护清单

老年人日常饮食以半流质和软食为主,以下两类治疗饮食食谱供参考(表10-3、10-4):

表 10 - 3　老年人一周软食参考食谱

壮类	餐次	品种	星期一	星期二	星期三	星期四	星期五	星期六	星期日
软食1	早餐	二选一	豆沙卷(50g)、素菜包(50g)	肉包(50g)、甜发糕(50g)	菜肉包(50g)、豆沙包(50g)	豆沙包(50g)、肉包(50g)	菜包(50g)、甜发糕(50g)	菜肉包(50g)、豆沙糕(50g)	肉包(50g)、甜发糕(50g)
		每人一份	馒头(50g)、牛奶1袋、鸡蛋(1只)、白米粥	馒头(50g)、牛奶1袋、鸡蛋(1只)、白米粥	馒头(50g)、牛奶1袋、鸡蛋(1只)、白米粥	馒头(50g)、牛奶1袋、鸡蛋(1只)、白米粥	馒头(50g)、牛奶1袋、鸡蛋(1只)、白米粥	馒头(50g)、牛奶1袋、鸡蛋(1只)、白米粥	馒头(50g)、牛奶1袋、鸡蛋(1只)、白米粥
	中餐	主荤三选一	软烧鱼(125g)、冬瓜肉丝(50g,75g)、西葫芦方腿米(100g,25g)	白菜烩小肉圆(75g,75g)、虾仁豆腐(50g,75g)、软烩里脊丝(100g)	白菜烩鱼圆(75g,75g)、方腿肉丝(50g,50g)、百叶包肉(50g,90g)	炒鱼片(125g)、清溜里脊丝(100g)、胡萝卜香菇豆腐(25g,25g,100g)	豆腐丝肉丝(100g,50g)、蛋皮卷肉(30g,90g)、茄汁肉丝(100g)	红烧青鱼(120g)、方腿丝炒蛋(50g,75g)、肉丝豆腐(50g,75g)	蛋皮卷肉(50g,90g)、肉糜粉皮(50g,100g)、软烧鱼(125g)
		半荤		冬瓜肉糜(25g)	胡萝卜肉糜(100g,25g)	豆腐肉糜(125g,25g)	冬瓜肉糜(100g,25g)	土豆肉糜(100g,25g)	豆腐肉糜(100g,25g)
		素菜	青菜(碎)(150g)	油麦菜(碎)(150g)	杭白菜(碎)(150g)	娃娃菜(碎)(175g)	油麦菜(碎)(150g)	毛菜(碎)(175g)	生菜(碎)(175g)
		大众汤	冬瓜木耳汤(30g,10g)	番茄蛋汤(10g)	豆腐鸡蛋羹(20g,20g)	榨菜蛋汤(20g)	毛菜蛋汤(30g,10g)	豆腐木耳鸡蛋汤(20g,10g,10g)	番茄蛋汤(20g)
	晚餐	主荤二选一	烩双丸(75g,75g)	烂糊肉丝(100g,75g)	清蒸带鱼(120g)	软烧青鱼(125g)	酱爆肉丝(100g)	百叶包肉(50g,90g)	番茄炒蛋(50g,50g)

（续表）

灶类	餐次	品种	星期一	星期二	星期三	星期四	星期五	星期六	星期日
软食2	早餐	半荤	清溜鱼片(125 g)	小蛋饺(50 g, 90 g)	番茄炒蛋(100 g, 50 g)	西葫芦方腿片(100 g, 50 g)	红烧带鱼(120 g)	番茄炒蛋(100 g, 50 g)	烂糊肉丝(75 g, 75 g)
			蛋皮卷肉(90 g)	清蒸鳊鱼(125 g)	烩鱼丸(75 g, 75 g)	鱼香肉丝(50 g, 75 g)	粉皮炒蛋(100 g, 50 g)	红烧鳊鱼(125 g)	清蒸鱼(125 g)
			黄瓜肉糜(100 g, 25 g)	胡萝卜肉糜(100 g, 25 g)	茄子肉糜(100 g, 25 g)	西葫芦肉糜(100 g, 25 g)	黄瓜肉糜(100 g, 25 g)	茄子肉糜(100 g, 25 g)	萝卜丝肉糜(100 g, 25 g)
		素菜	白菜(碎)(175 g)	牛心菜(碎)(150 g)	米苋(碎)(150 g)	青菜(碎)(150 g)	卷心菜(碎)(150 g)	米苋(碎)(150 g)	牛心菜(碎)(150 g)
		大众汤	榨菜豆腐汤(10 g, 20 g)	青菜油豆腐汤(30 g, 10 g)	冬瓜木耳汤(30 g, 10 g)	萝卜肉丝汤(20 g, 20 g)	大白菜木耳汤(30 g, 10 g)	杭白白菜木耳油豆腐汤(20 g, 10 g, 10 g)	萝卜肉丝汤(20 g, 20 g)
		二选一	豆沙卷(50 g)	肉包(50 g)	菜肉包(50 g)	花卷(50 g)	菜包(50 g)	花卷(50 g)	肉包(50 g)
			素菜包(50 g)	甜发糕(50 g)	花卷(50 g)	肉包(50 g)	甜发糕(50 g)	豆沙(50 g)	甜发糕(50 g)
		每人一份	馒头(50 g)	馒头(50 g)	馒头(50 g)	馒头(50 g)	馒头(50 g)	馒头(50 g)	馒头(50 g)
			鸡蛋(1只)	鸡蛋(1只)	鸡蛋(1只)	鸡蛋(1只)	鸡蛋(1只)	鸡蛋(1只)	鸡蛋(1只)
			牛奶(1袋)	牛奶(1袋)	牛奶(1袋)	牛奶(1袋)	牛奶(1袋)	牛奶(1袋)	牛奶(1袋)
			白米粥	白米粥	白米粥	白米粥	白米粥	白米粥	白米粥
	中餐	主荤三选一	白菜烩鱼圆(100 g)	红烧狮子头(90 g)	白菜烩小肉圆(75 g, 75 g)	清蒸鳜鱼(125 g)	红烧青鱼(125 g)	肉糜蒸蛋(75 g, 75 g)	清蒸鳊鱼(125 g)
			鲜肉蛋饺(50 g)		蛋皮卷肉(90 g)	糖醋白菜里脊丝(75 g, 75 g)	白菜烩肉鱼丸(75 g, 25 g, 25 g)	软烧鲻鱼(125 g)	蛋皮卷肉(90 g)
		二选一	红烧鱼块(125 g)	红烧鳊鱼(125 g)					

（续表）

壮类	餐次	品种	星期一	星期二	星期三	星期四	星期五	星期六	星期日
		半荤	糖醋白菜里脊丝（75 g）	肉糜蒸蛋（90 g，50 g）	软烧鳊鱼（125 g）	方能豆腐（30 g，120 g）	香菇肉丝烩豆腐（10 g，50 g，100 g）	胡萝卜烩肉丝（40 g，90 g）	烂糊肉丝（125 g）
		半荤	软烧香干肉丝（100 g，25 g）	软烧西兰花肉丝（100 g，25 g）	软烧黄瓜（100 g，25 g）	软烧西兰花肉丝（100 g，65 g）	软烧香干肉丝（100 g，25 g）	软烧蘑菇肉丝（100 g，25 g）	软烧莴笋肉丝（100 g，25 g）
		素菜	软烧青菜（碎）（175 g）	软烧冬瓜（175 g）	软烧卷心菜（碎）（150 g）	软烧南瓜（175 g）	软烧白菜（碎）（150 g）	软烧青菜（碎）（175 g）	软烧白菜（碎）（150 g）
		大众汤	冬瓜蛋汤（75 g，20 g）	卷心菜番茄蛋汤（20 g，20 g，20 g）	番茄蛋汤（40 g，20 g）	冬瓜蛋汤（75 g，20 g）	青菜蛋汤（10 g，20 g）	豆腐鸡蛋汤（30 g，20 g）	卷心菜番茄蛋汤（20 g，20 g，20 g）
	晚餐	主荤三选一	黄瓜炒肉丝（75 g，75 g）	软烧鲫鱼（125 g）	红烧鲳鱼（125 g）	黄瓜肉丝（75 g）	美蓉鸡片（50 g，100 g）	糟熘鱼片（125 g）	白菜烩肉丝（75 g，25 g，25 g）
			红烧带鱼（120 g）	香菇肉丝烩豆腐（10 g，50 g，100 g）	虾仁炒蛋（50 g，75 g）	红烧带鱼（120 g）	软烧鲫鱼（125 g）	方腿肉片（50 g，75 g）	鱼香土豆肉丝（50 g，75 g）
			百叶包肉（50 g，90 g）	美蓉鸡片（50 g，100 g）	白菜烩肉丸（75 g，25 g，25 g）	香茄炒蛋（100 g，50 g）	雪菜粉皮肉丝（25 g，25 g，50 g）	百叶包肉（50 g，90 g）	雪菜蒸带鱼（25 g，100 g）
		半荤	软烧花菜肉丝（100 g，25 g）	软烧西葫芦肉丝（125 g，25 g）	焖上豆肉丝（100 g，25 g）	烩胡萝卜肉丝（100 g，25 g）	软烧冬瓜肉丝（150 g，25 g）	软烧西葫芦肉丝（100 g，25 g）	烩胡萝卜肉丝（100 g，25 g）
		素菜	软烧南瓜（175 g）	软烧杭白菜（碎）（150 g）	软烧青菜（150 g）	软烧机白菜（碎）	软烧西兰花（碎）（150 g）	软烧冬瓜（175 g）	软烧卷心菜（碎）（150 g）
		大众汤	鱼头口蘑汤（50 g，30 g）	木耳白菜肉丝汤（2 g，40 g，8 g）	青菜蛋汤（40 g，20 g）	白菜蛋汤（40 g，20 g）	番茄蛋汤（40 g，20 g）	青菜蛋汤（40 g，20 g）	白菜蛋汤（40 g，20 g）

表10-4 老年人一周半流饮食参考食谱

类	餐次	品种	星期一	星期二	星期三	星期四	星期五	星期六	星期日
半流质饮食	早餐	二选一	豆沙卷(50g)	肉包(50g)	菜肉包(50g)	豆沙包(50g)	菜包(50g)	菜肉包(50g)	肉包(50g)
			素菜包(50g)	甜发糕(50g)	豆沙包(50g)	肉包(50g)	甜发糕(50g)	豆沙包(50g)	甜发糕(50g)
			馒头(50g)	馒头(50g)	馒头(50g)	馒头(50g)	馒头(50g)	馒头(50g)	馒头(50g)
		每人一份	牛奶1袋	牛奶1袋	牛奶1袋	牛奶1袋	牛奶1袋	牛奶1袋	牛奶1袋
			鸡蛋(1只)	鸡蛋(1只)	鸡蛋(1只)	鸡蛋(1只)	鸡蛋(1只)	鸡蛋(1只)	鸡蛋(1只)
			白米粥	白米粥	白米粥	白米粥	白米粥	白米粥	白米粥
	中餐	主荤三选一	蛋饺(50g,90g)、软烧胡萝卜肉糜(50g,75g)	虾仁豆腐(75g)、肉糜蒸蛋(75g)	烩小肉圆(125g)、肉糜粉皮(50g,100g)	蛋饺(50g,90g)、烩鱼丸(125g)	虾仁炒蛋(50g,75g)、软烧鱼(125g)	溜里鸡丝(100g)、肉糜蒸蛋(75g,75g)	烩小肉圆(100g)、肉糜粉皮(50g,100g)
		半荤	西葫芦方腿米(100g,25g)	冬瓜肉糜(150g,25g)	胡萝卜肉糜(100g,25g)	豆腐肉糜(125g,25g)	冬瓜肉糜(100g,25g)	土豆肉糜(100g,25g)	豆腐肉糜(100g,25g)
		素菜	青菜(碎)(150g)	油麦菜(碎)(150g)	杭白菜(碎)(150g)	娃娃菜(碎)(175g)	油麦菜(碎)(150g)	毛菜(碎)(175g)	生菜(碎)(175g)
		大众汤	冬瓜木耳汤(30g,10g)	番茄蛋汤(30g,10g)	豆腐鸡蛋羹(20g,20g)	榨菜蛋汤(10g,20g)	毛菜蛋汤(30g,10g)	豆腐木耳鸡蛋汤(20g,10g,10g)	番茄蛋汤(20g)
	晚餐	主荤三选一	烂糊鸡丝(75g)	黄瓜鸡丝(75g)	烂糊肉丝(75g)	油面筋塞肉(15g,90g)	炒肉糜(120g)	烂糊鸡丝(75g)	番茄炒蛋(100g,50g)

（续表）

壮类	餐次	品种	星期一	星期二	星期三	星期四	星期五	星期六	星期日
			清溜鱼片(125 g)	软烧土豆肉糜(50 g,75 g)	蛋皮卷肉(50 g)100 g)	百叶包肉(50 g)90 g)	西葫芦肉糜(50 g,75 g)	番茄炒蛋(100 g,50 g)	烂糊肉丝(75 g,75 g)
			蛋皮卷肉(50 g)100 g)	百叶包肉(50 g)90 g)	烩鱼丸(75 g)75 g)	方腿肉糜(50 g)75 g)	肉糜蒸蛋(75 g)50 g)	红烧鳊鱼(125 g)	清蒸鱼(125 g)
		半荤	黄瓜肉糜(100 g,25 g)	胡萝卜肉糜(100 g,25 g)	茄子肉糜(100 g,25 g)	西葫芦肉糜(100 g,25 g)	黄瓜肉糜(100 g,25 g)	茄子肉糜(100 g,25 g)	萝卜丝肉糜(100 g,25 g)
		素菜	白菜(碎)(175 g)	牛心菜(碎)(150 g)	米苋(碎)(150 g)	青菜(碎)(150 g)	卷心菜(碎)(150 g)	米苋(碎)(150 g)	牛心菜(碎)(150 g)
		大众汤	榨菜豆腐汤(10 g,20 g)	青菜油豆腐汤(30 g,10 g)	冬瓜木耳汤(30 g,10 g)	萝卜肉丝汤(20 g,20 g)	大白菜木耳汤(30 g,10 g)	杭白菜木耳油豆腐汤(20 g,10 g,10 g)	萝卜肉丝汤(20 g,20 g)

（王汇　陈茜）

第十一章 尿失禁

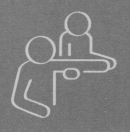

第一节 知识要点

扫描二维码，
观看本章微课

一 尿失禁的概念

　　尿失禁是指尿液不自主地流出体外。它并非一种疾病，而是一种症状，可能由多种原因引起。根据临床表现，尿失禁可分为不同类型，包括压力性尿失禁、充溢性尿失禁、急迫性尿失禁和真性尿失禁等。这种情况不仅影响患者的身体健康，更对心理和情感层面造成不小的冲击。

二 尿失禁的分类

（一）压力性尿失禁

　　这种类型常见于经历过分娩或更年期的女性及前列腺癌根治术后的病人。其症状为在咳嗽、打喷嚏、大笑或进行体力活动时，尿液会不自主地流出。

（二）充溢性尿失禁

　　这种情况通常是由于膀胱不能完全排空，导致尿液不断积累并最终溢出。这可能是由于尿道结石、前列腺增生或膀胱结石等引起的。

（三）急迫性尿失禁

　　表现为强烈的尿意，伴随着无法控制的尿液排出。这种情况通常与泌尿系统感染或膀胱过度活动有关。

（三）真性尿失禁

　　这是最严重的一种类型。无论患者是否有排尿的意愿，尿液都会持续不断地流出。这通常是由于尿道括约肌损伤引起的。

三 尿失禁的危险因素

（一）年龄因素

随着年龄的增长，器官开始出现退行性变，包括膀胱和尿道的功能障碍。这可能导致尿液无法正常储存或排出，从而引发尿失禁。

（二）性激素水平下降

这种情况通常与女性绝经有关。绝经后，女性性激素水平下降，可能导致膀胱和尿道上皮细胞减少，使尿道敏感性增加，尿失禁发生的可能性也随之增加。

（三）妊娠和分娩

已生育的妇女比未育妇女的尿失禁发生率更高。特别是经阴道分娩的妇女，由于分娩过程中可能对尿道和盆底肌肉造成损伤，导致尿道的关闭压降低，生育次数越多尿失禁症状可能越严重。

（四）肥胖

肥胖会导致腹腔内压力增高，长期处于腹内高压状态会增加盆底的负荷，进而导致盆底、下尿路的神经肌肉功能减退，这也是引发尿失禁的一个重要因素。

（五）手术因素

子宫切除术等手术可能会破坏盆底支持组织和泌尿生殖系统的神经支配功能，从而影响盆底的完整性，增加尿失禁的发病率。

（六）高强度运动

长期进行跑跳等高强度运动可能会让盆底肌疲劳、结缔组织变得松散，从而增加尿失禁的风险。

（七）疾病和药物影响

许多影响下尿路功能的疾病和药物也可能导致或加重尿失禁。如高血压、糖尿病、中风等疾病，及某些药物如利尿剂等，都可能引发尿失禁。

（八）其他因素

还有一些其他因素，如先天性疾病、外伤、医源性损伤（如手术损伤）及心理因素等,也可能导致尿失禁的发生。

 四 尿失禁的危害

（一）生活质量下降

尿失禁患者在发病时可能会出现漏尿的情况,这不仅会影响正常的生活节奏,还会导致患者不愿参加社交活动、运动或其他需要外出的场合,从而降低生活质量。

（二）心理压力增大

患者常常会因为担心漏尿而感到焦虑和羞耻,长期下来可能会产生自卑心理,严重影响患者的心理健康和社交能力。这种心理压力甚至可能导致抑郁和社交恐惧综合征。

（三）身体不适与并发症

尿失禁可能会引起身体不适,如腰部疼痛、排尿疼痛等。此外,长期尿失禁还容易导致阴部及下腹部、大腿根部的皮疹、皮肤感染和溃烂。在严重的情况下,还可能引发阴道炎、尿路感染、膀胱结石及肾脏受损等并发症。

（四）社交和工作障碍

由于身上可能产生的尿骚味,患者往往害怕与人交往,甚至丧失许多工作机会。这种情况持续下去,不仅影响患者的职业发展,还可能导致家庭关系紧张。

 五 尿失禁的诊断

（一）初步诊断基于临床表现

患者排尿失去意识或不受控制,尿液不自主地流出,是尿失禁的初步诊断依据。

（二）详细询问病史

医生会详细询问患者的症状出现时间、频率、伴随症状等,以及是否有其他相关疾病史,如膀胱癌等。

（三）体格检查

包括盆底肌肉功能检查、神经系统检查等,以评估患者的身体状况。

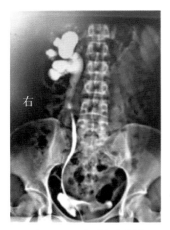

图 11 - 1　泌尿系造影

（四）尿常规检查

用于排除尿路感染等其他可能的原因。如果是急迫性尿失禁，考虑尿路感染，应该做尿培养。

（五）影像学检查

1. 静脉泌尿系造影　如果真性尿失禁，应进行此项检查。如图 11 - 1 所示。

2. 膀胱镜检查　可用于观察膀胱内部情况，帮助明确患病原因，如图 11 - 2 所示。

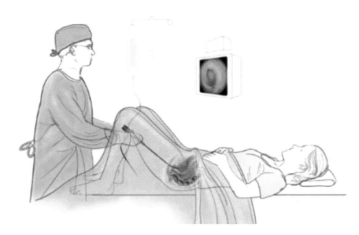

图 11 - 2　膀胱镜

3. 尿流动力学检查　对于压力性尿失禁，应进行尿流动力学检查，以确定尿道内压是否降低。

测定残余尿量：以区别因尿道阻力过高（下尿路梗阻）或阻力过低引起的尿失禁。

膀胱测压：观察是否有无抑制性收缩、膀胱感觉及逼尿肌无反射等情况。

闭合尿道压力图和动力性尿道压力图：评估尿道功能，特别是在膀胱内压增加时尿道压力的变化。

必要时，医生可能会建议进行膀胱压力、尿流率、肌电图的同步检查，以诊断不同类型的尿失禁,如咳嗽-急迫性尿失禁、逼尿肌括约肌功能协同失调等。

通过这些综合诊断方法,医生能够更准确地确定尿失禁的类型和原因,从而制订合适的治疗方案。请注意,具体的诊断流程可能因患者的具体情况和医生的判断而有所调整。

第二节　照护要点

 照护原则

针对不同类型的尿失禁患者采取相应的治疗手段,对于行保守治疗的尿失禁患者应自我监督,积极做好盆底肌训练和膀胱训练,预防失禁性皮炎的发生。

 生活照料要点

（一）保守治疗的尿失禁患者

1. 皮肤护理　患者应保持会阴部及臀部皮肤清洁干燥,定期更换尿垫、衣物和床单,避免潮湿环境导致皮肤破损或感染。使用温水清洗皮肤,避免使用刺激性强的清洁剂,清洗后轻轻擦干并涂抹适量的护肤霜或爽身粉。

2. 饮食管理　患者应避免摄入过多刺激性食物和饮料,如咖啡、茶、碳酸饮料、辛辣食品、酒精等,以减少对膀胱的刺激。适量饮水,一般每日饮水量建议在2 000～2 500毫升,但夜间应控制饮水量,避免夜间频繁排尿。建议患者多吃富含纤维素的食物,如蔬菜、水果等,以保持排便通畅,避免因便秘而增加膀胱压力。

3. 生活指导　患者应进行适当的身体活动,如散步、打太极拳等,以促进血液循环和新陈代谢,有助于改善尿失禁症状。

患者应保持规律的作息时间,避免过度劳累和精神紧张影响排尿功能。同时,注意避免长时间站立或久坐不动等不良习惯。

4. 定时排尿与辅助措施

（1）建立定时排尿习惯:患者根据自身的具体情况,制订个性化的定时排尿计划,并按时执行。初期可以每1～2小时提醒一次,随着患者排尿功能的恢复,逐渐延长间隔时间。

在床边放置尿壶、便盆等辅助工具,方便患者随时使用。同时,将尿壶、便盆等放置在患者易取用的位置,减少起身时的困难。

(2)使用合适的尿失禁用品:患者应选择合适的成人纸尿裤、尿垫等尿失禁用品,注意产品的吸水性和透气性,避免过敏反应的发生。

注意定期检查尿失禁用品的使用情况,及时更换潮湿或污染的用品,保持自身皮肤的清洁干燥。

5. 心理支持与情感交流 尿失禁患者常会感到自卑、焦虑等负面情绪,家庭照护人员应给予充分的理解和支持,鼓励患者积极面对疾病。与患者进行情感交流,了解其内心感受和需求,帮助患者树立战胜疾病的信心。

在照顾患者的过程中,尊重患者的隐私权和人格尊严,避免在公开场合谈论其病情或隐私。

6. 膀胱训练 膀胱行为训练包括定时排尿和提示排尿两种方法,适用于不同认知和运动能力的患者。

定时排尿:在规定的时间间隔内进行排尿,适用于认知和运动障碍较轻的患者。通常要求白天每间隔 2 小时排尿一次,夜晚每间隔 4 小时排尿一次。

提示排尿:对于认知功能障碍但尚能配合的患者,可以通过第三方提示来辅助排尿。例如,设置闹钟或家人定时提醒患者排尿。

7. 盆底肌训练 盆底肌训练是最常见的治疗压力性尿失禁的物理疗法。生物反馈与电刺激是常见的盆底肌训练辅助治疗方式,有证据显示盆底肌训练结合生物反馈与电刺激辅助治疗能够提高疗效。患者可选择平躺在床上或站立位,用力收缩肛门和阴道周围的肌肉,保持数秒钟后放松。重复进行多次,每天进行 3~4 组,每组 50 次。

8. 观察记录与沟通 患者应注意观察自身的排尿反应和尿量变化,及时发现异常情况并告知医护人员。对于充溢性尿失禁患者,应特别关注其膀胱充盈情况,避免尿液溢出导致不良后果。

患者应记录排尿时间、尿量、失禁次数等,以便评估照护效果和调整照护方案。同时,定期与医护人员沟通患者的护理情况和进展,以便获得专业指导和建议。

(二)保守治疗无效的尿失禁患者

1. 经皮神经电刺激 一般有药物在使用的患者,需要继续服用药物联合胫神经电刺激一起治疗。贴的位置准确性很重要,一定要注意是内侧,外侧是腓神经,没有效果;双脚都可以选择使用,但确定好其中一只脚后进行第一次治疗后,不建议之后治疗更换另一只。电流强度很重要，一般建议 20 毫安以上，如果患者能接受的情况下，可以开到最高 30 毫安，在位置准确的情况下，电流量逐步增加强度，直到第一趾屈肌收缩和/或其余脚趾呈扇形展开，或脚底有刺痛感。然后略微降低强度，避免出现任何运动反应。经皮神经电刺激仪，如图 11 - 3所示。

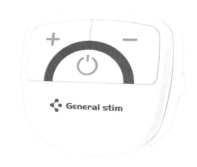

图 11 - 3　经皮神经电刺激仪

2. 生物反馈电刺激　使用电子生物反馈治疗仪等相关设备，监测患者盆底肌发生的生理变化，并通过模拟的声音或视觉信号来指导患者进行有效、自主的盆底肌训练，并形成条件反射以增强效果。

3. 体外磁刺激　在高能聚焦电磁场的辅助作用下，直接作用于盆底神经和盆底肌肉，从而达到刺激盆底肌收缩。

（三）药物治疗的尿失禁患者

尿失禁患者常存在忘记吃药的情况，因此，在老人服药时需要有照护者监督其服药。老人需服用多种药物时，照护者可使用一周分装药盒或用药时刻表，协助老人按时按量服药。照护者可在老人手机上设置用药提醒闹钟，做到定期定时提醒。

（四）针灸治疗的尿失禁患者

针灸治疗压力性尿失禁具有较好的疗效。针灸治疗压力性尿失禁选取膀胱附近的腧穴，如中极、次髎、会阳等。针刺这些腧穴可以刺激到阴部神经，对压力性尿失禁有显著的疗效。

（五）手术治疗的尿失禁患者

对于中、重度的尿失禁患者，或者保守治疗无效的情况下，可能需要采取手术治疗。可调节的耻骨后尿道悬吊术，在术中或术后可以将吊带张力调至适中，避免出现吊带张力过大或过小，有效率达 80%；经闭孔途径悬吊术，此术式操作简单，效果较好，临床上主要用于前列腺术后尿失禁，尤其是适合轻中度的尿失禁。人工尿道括约肌男女均可应用，但尿道必须完整、无尿瘘、无感染，肾功能减退及无张力膀胱禁忌使用人工尿道括约肌；有膀胱输尿管反流者，待治愈后方可应用；但远期并发症也多，比较常见的为尿道套使尿道缺血纤维化，或侵蚀穿破尿道、局部炎症感染，机械故障等。另外，人工括约肌的价格也较贵。

对于不同类型的尿失禁手术(如腹腔镜手术、吊带手术、人工括约肌植入术等),术后护理可能有所不同。例如,吊带手术切口小、恢复快,但需注意吊带是否存在侵蚀尿道等问题;人工括约肌植入术则需注意括约肌的工作情况及有无合并血肿等。同时注意保持手术部位的干燥和清洁,避免感染。如有异常分泌物或红肿疼痛等症状,应及时就医处理。

第三节　照护清单

照护清单如表 11-1 所示。

表 11-1　尿失禁患者照护清单

时间	星期一	星期二	星期三	星期四	星期五	星期六	星期日
07:00—08:00	起床、洗漱、早饭时间						
08:00—09:00	餐后休息时间						
09:00—09:45	盆底肌训练	盆底肌训练	盆底肌训练	盆底肌训练	盆底肌训练	盆底肌训练	盆底肌训练
09:45—10:30	运动后休息时间						
10:30—11:00	定时排尿	定时排尿	定时排尿	定时排尿	定时排尿	定时排尿	定时排尿
11:00—14:00	午餐及午休时间						
14:00—14:30	定时排尿	定时排尿	定时排尿	定时排尿	定时排尿	定时排尿	定时排尿
14:30—16:00	散步、太极	社区活动	散步、太极	社区活动	散步、太极	散步、太极	社区活动
16:00—16:40	盆底肌训练	盆底肌训练	盆底肌训练	盆底肌训练	盆底肌训练	盆底肌训练	盆底肌训练
16:40—17:40	晚餐及餐后休息时间						
17:40—18:00	定时排尿	定时排尿	定时排尿	定时排尿	定时排尿	定时排尿	定时排尿
18:00—20:00	传统体育项目	散步	传统体育项目	散步	散步	散步	传统体育项目
	此时间段运动应注意适当强度,不可剧烈运动						
20:00—21:00	睡前准备阶段						
21:00—06:00	睡眠时间						

（曹洁　顾婕）

··· 参考文献 ···

[1] 黄健.中国泌尿外科和男科疾病诊断治疗指南 2019 版[M].北京:科学出版社,2020.

[2] 蒋璐,苏琼,郑洪伶,等."成年膀胱和肠道管理的积极方法"临床实践指南(第 4 版)尿失禁部分解读[J].军事护理,2024,41(3):74 - 78.

[3] 廖利民,付光.尿失禁诊断治疗学[M].北京:人民军医出版社,2012.

[4] 司龙妹,张佩英,张萌,等.盆底肌训练防治前列腺癌根治术后尿失禁的最佳证据总结[J].中华护理杂志,2020,55(12):1859 - 1864.

[5] 宋奇翔,廖利民.中华医学会压力性尿失禁指南(2019 版)要点解读[J].实用妇产科杂志,2022,38(6):419 - 421.

[6] 王伟娜,姚金含,成曦,等.2021 年波兰妇产科医师协会"女性压力性尿失禁管理指南"解读[J].实用妇产科杂志,2022,38(4):262 - 265.

[7] 张佳佳,杨超,杜世豪,等.基于制定 WFAS《女性尿失禁临床实践指南》探讨改良德尔菲法在针灸指南推荐意见研制过程中的应用价值[J].中国针灸,2023,43(12):1449 - 1453.

[8] AGINGA C. urinary incontinence（post-prostatectomy）: management ［EB/OL］. (2021 - 02 - 22)［2022 - 05 - 10］. http://ovidsp. ovid. com/ovidweb. cgi? T = JS&PAGE＝reference&D=jbi&NEWS＝N&AN=JBI270.

[9] BURKHARD F C. eau guidelines on urinary incontinence in adults ［EB/OL］. (2020 - 03 - 26)［2023 - 05 - 10］. https://d56bochluxqnz. cloudfront. net/media/EAU-Guidelines-on-Urinary-Incontinence-2020. pdf.

[10] FONG E. urinary incontinence (older person): assessment ［EB/OL］. (2021 - 03 - 29) ［2023 - 05 - 10］http://ovidsp. ovid. com/ovidweb. cgi? T＝JS&PAGE＝reference&D＝jbi&NEWS＝N&AN＝JBI1666.

[11] JAYASEKARA R. urinary incontinence: prompted voiding ［EB/OL］. (2021 - 07 - 28) ［2022 - 05 - 10］. http://ovidsp. ovid. com/ovidweb. cgi? T = JS&PAGE = reference&D=jbi&NEWS＝N&AN=JBI347.

[12] LE L K. incontinence absorbent products (daytime): ambulatory adults-moderate to heavy ［EB/OL］. (2021 - 05 - 17)［2022 - 05 - 10］. http://ovidsp. ovid. com/ovidweb. cgi? T＝JS&PAGE＝reference&D=jbi&NEWS＝N&AN=JBI1705.

[13] MAGTOTO L S. urinary incontinence: conservative management ［EB/OL］. (2021 - 07 - 20) ［2023 - 05 - 10］. http://ovidsp. ovid. com/ovidweb. cgi? T＝JS&PAGE＝reference&D＝jbi&NEWS＝N&AN＝JBI15229.

[14] NAMBIAR A K, ARLANDIS S, BØ K, et al. European Association of Urology Guidelines on the diagnosis and management of female non-neurogenic lower urinary tract symptoms. Part 1: diagnostics, overactive bladder, stress urinary incontinence, and mixed urinary incontinence ［J］. Eur Urol, 2022,82(1):49 - 59.

[15] SIVAPURAM M S. incontinence associated skin damage: topical skin products incontinence associated skin damage ［EB/OL］. (2022 - 00 - 27)［2022 - 05 - 10］. http://ovidsp. ovid.

com/ovidweb. cgi?T＝JS&PAGE＝reference&D＝jbi&NEWS＝N&AN＝JBI18603.

［16］ SIVAPURAM M S. urinary and fecal incontinence（men）：physical therapy treatment［EB/OL］.（2021 - 07 - 20）［2022 - 05 - 10］. http://ovidsp. ovid. com/ovidweb. cgi? T＝JS&PAGE＝reference&D＝jbi&NEWS＝N&AN＝JBI941.

第十二章　便秘

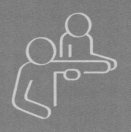

第一节　知识要点

扫描二维码，
观看本章微课

 便秘的概念

便秘是指排便次数减少，同时伴有排便困难、粪便干结。正常人每日排便1~2次或1~2日排便1次，便秘患者每周排便少于3次，并且排便费力，粪质硬结、量少。

老年人便秘是一种发生于老年人的以排便不满意、便次减少、排出障碍为主要症状的排泄功能紊乱。便秘是老年人常见的症状，以原发性便秘最为常见。约1/3的老年人会出现便秘，严重影响老年人的生活质量。

 老年人便秘的临床表现

（一）排便次数减少

老年便秘患者排便次数显著减少，多数患者排便次数每周少于2次，严重者可长达2~4周才排便1次。

（二）排出障碍

部分老年便秘患者可表现为大便排出障碍，排便时间可达30分钟以上，或每天排便多次但排出量少且困难。粪便常硬结如羊粪状。

（三）其他症状

包括患者主观上的排便不满意及粪便淤积引起腹胀、食欲减少等。

 老年人发生便秘的原因

消化道的退行性改变是老年人诸多消化道动力障碍性疾病发生、发展的基础。随着年龄增长,结肠肌间神经丛、肠神经元数量和 Cajal 细胞数量减少,结肠节段性推进运动和蠕动减少、减缓,导致慢传输型便秘的发生;老年人盆底肌肉松弛、盆底下垂、直肠前突、直肠黏膜脱垂,致使盆底结构发生变化,而盆底功能障碍是出口梗阻性便秘的常见原因;老年人常常伴有基础疾病,如糖尿病、血管病变等,引起的胃肠道疾病或神经病变可引发便秘。此外,很多老年人因慢性病长期服用药物,如镇痛剂、钙通道阻滞剂、抗胆碱能制剂、抗抑郁制剂、抗震颤麻痹药物等,均对肠道蠕动功能造成一定影响,因此不能忽视药物所致的便秘。

(一) 生活习惯

老年人进食减少,形成大便量少;部分老年人饮食过于清淡,缺乏油脂,或因牙齿松脱喜吃低渣精细的食物,更有少数老年人图方便省事,饮食简单,缺少膳食纤维,使粪便体积小,黏滞度高,在肠内运动缓慢,水分过度吸收而致便秘。

(二) 口渴中枢不敏感

饮水量少,老年人胃肠黏膜萎缩,分泌液减少,粪质容易干燥。

(三) 排便的敏感性降低

老年人精神神经系统功能减弱,排便反射迟钝,直肠顺应性增加,易致粪便潴留,水分吸收过多而干燥难解。有些老年人没有养成定时排便的习惯,常常忽视正常的便意,致使排便反射受到抑制而引起便秘。部分慢性便秘患者,长期使用泻药,更加抑制了神经系统的敏感性。

(四) 活动减少

老年人由于某些疾病或生活条件限制,致使活动减少,特别是因病卧床或坐轮椅的患者,因缺少运动性刺激,胃肠蠕动减慢,往往易患便秘。

(五) 排便动力下降

老年人腹肌、膈肌、肛提肌与结肠壁平滑肌收缩能力普遍下降。

此外,多种疾病继发便秘,如内分泌疾病(糖尿病、甲亢)、神经系统疾病(帕金森、老年性痴呆、中风、脊柱疾病)、肠道疾病(肿瘤、巨结肠)等。因此,老年人便秘,需排除器质性疾病。

四 肠梗阻不等同于便秘

肠梗阻是肠道粘连、肠道肿瘤等因素引起的肠内容物阻塞,不能顺利通过和运行的现象,患者可能会出现腹痛、呕吐等不适症状,轻症者可以通过药物治疗,重症者需要手术治疗。

便秘是粪便干结坚硬或排出困难、排便次数减少的现象，通常与饮食不良、摄入水分较少等因素有关，一般通过药物治疗。

肠梗阻和便秘都存在排便困难，但通常肠梗阻不是便秘，两者是截然不同的疾病，而且发病原因、症状、治疗方式等也具有一定的差别。如老年人发生排便障碍，需要区分便秘或者肠梗阻。

便秘的危害

不少人对便秘在认识上存在误区，觉得便秘是小病，不值得去医院，在家随便买点泻药吃就行了。一项调查显示，便秘患者中到医院就诊的仅为 17.65%。其实，便秘给人体健康带来的危害是不可忽视的。

（1）长时间便秘，将增加肠道毒素的吸收，影响大脑功能。轻者可引起失眠、健忘、注意力不集中等；重者可诱发肝性脑病、加重老年痴呆症等。

（2）便秘可增加患结直肠癌的风险，能引起或加重痔疮及其他肛周疾病，如大便结块，可发展为肠梗阻、肠穿孔，危及老年人生命。此外，还可造成尿潴留、大便失禁、腹部疝、直肠脱垂等疾病，严重影响老年人的生活质量。

（3）用力排便时腹内压急剧上升，可导致血压升高，冠状动脉及脑血管血流改变，易诱发心脑血管意外，发生排便晕厥，严重者可能诱发心肌梗死及脑卒中等。

便秘的诊断

多数健康人排便习惯多为每天 1～2 次或每 1～2 天 1 次，粪便多为成型或软便；少数健康人排便次数可达每天 3 次或每 3 天 1 次，粪便半成型或呈腊肠样硬便。老年人的便秘一般经由医生通过较为典型的病史及症状体征结合辅助检查从而诊断。目前通用的诊断标准为罗马 IV 标准，至少满足标准中的 2 项或 2 项：

（1）排便感到费力（至少每 4 次排便中有 1 次）。

（2）排便为块状或硬便（至少每 4 次排便中有 1 次）。

（3）排便不尽感（至少每 4 次排便中有 1 次）。

（4）排便有肛门直肠梗阻感/阻塞感（至少每 4 次排便中有 1 次）。

（5）排便需要手法帮助（如用手指帮助排便、盆底支持）（至少每 4 次排便中有 1 次）。

（6）未使用药物及其他方式治疗时，排便次数＜3 次/周。

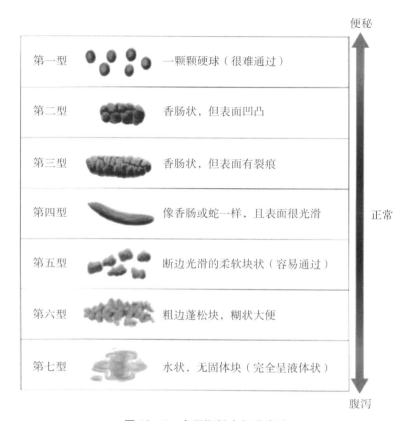

图 12-1　布里斯托大便分类法

第二节　照护要点

膳食中缺少粗纤维、饮水过少等原因都可引起老年人便秘的发生。体弱多病使老年人活动减少、胃肠蠕动减慢，致使粪便不易排出体外，应细心周到地对便秘老人照料。

老年便秘患者除积极治疗原发疾病外，还应从以下几个方面进行日常护理和预防。

日常护理

（1）养成定时排便的行为习惯,在医生指导下合理使用泻药,不可滥用,避免服用引起或加重便秘的药物。

（2）改善饮食习惯,增加膳食纤维,如麦麸、蔬菜、水果等,多饮水。

（3）坚持运动锻炼,注意运动种类的选择不可过于剧烈,注意运动的时间、强度、频率。

 预防措施

（一）建立合理食谱,调整饮食习惯

（1）注意饮食调理,以清淡为主,避免过食辛辣、厚味或饮酒无度,勿过食生冷食物。多吃粗粮、果蔬,多饮水,避免久坐少动,宜多活动锻炼。膳食纤维不易被分解且具有亲水性,能形成较多的食物残渣,达到增加粪便容积,刺激肠蠕动的作用。应选择适于老年人的含膳食纤维多的食谱,如麦片、红薯、南瓜及其他蔬菜、水果及粗粮。在老人饮食中增加纤维量,适当摄取粗粮,食物中的纤维素有利于通便,如糙米含有丰富的纤维素、蛋白质、淀粉及钙、铁、磷等营养素。同时养老院老人应多食用新鲜水果和蔬菜并多饮水,每天饭后可吃半个柚子,吃到大便顺畅为止;甘薯味甘性温,食用后能滑肠通便,健胃益气;食用苹果,能使大便变得松软,另外苹果能刺激肠蠕动,助于排便。

（2）晨起空腹饮 1 杯温开水,可刺激胃结肠反射而有效改善便秘。注意饮水技巧:宜大口多量,300～400 毫升,分 2 次或 3 次饮尽,同时应增加每日饮水量。

（二）生活有规律

（1）避免过度精神刺激,保持心情舒畅。

（2）帮助老人建立规律的生活习惯,按时排便,及时给予便器,叮嘱老人在排便时注意力集中。

（3）合理安排各种治疗,保证老人有足够的排便时间;排便环境清洁、整齐、通风;不习惯在床上排便的老人,可在病情许可下协助下床排便。

（4）如果老人采用卧位排便时,可视情况将床头抬高呈高斜坡状,以利发挥重力作用,增加腹内压力,助于排便。

（三）适量运动

（1）避免久坐久卧，加强腹部和盆底肌肉的锻炼，从而有利于排便活动，可指导老年人锻炼腹式呼吸，勤做收腹运动、提肛运动，睡前进行下蹲训练 10 次。

（2）对于长期卧床活动受限者可予以腹部按摩，以促进肠蠕动，减少食物在肠道内停留时间。

（3）散步、打太极等可增加老年人肠蠕动，应鼓励老人参加适量的全身活动，若在病情许可的情况下，可指导老人加强腹部及骨盆底肌肉运动、做腹部体操等。

（四）养成良好的排便习惯，协助老年人排便

（1）有便意时应立即排便，避免粪便在肠道堆积过久而难以排出，养成定时排便的习惯。合理安排各种治疗，保证老人有足够的排便时间；排便环境清洁、整齐、通风；不习惯在床上排便的老人，可在病情许可下协助下床排便。

（2）如果老人采用卧位排便时，可视情况将床头抬高呈高斜坡状，以利发挥重力作用，增加腹内压力，助于排便。大便难以排出时避免过度用力努挣，以免诱发痔疮、便血甚至晕厥。

（3）在协助老年人排便时，需要注意如下几点：①搀扶老年人或帮助使用轮椅如厕的老年人如厕时，需要注意老人的移动及转移安全，确保在安全护理操作的范围内进行；②长期使用轮椅的老年人会有便秘的情况发生，在如厕时注意提醒老年人不要太过用力，避免因用力过大造成的心脑血管疾病的意外状况发生，可以建议老年人使用开塞露协助排便；③老年人每次如厕时间不可过长；④卧床使用便器的老年人需要注意便器的轻巧使用，避免硬拽、硬拖造成皮肤伤害。

（五）视情况采取治疗

（1）对严重便秘的老年人，应在医生和护士的指导下，采用药物、简易通便法、灌肠法或采用人工取便法治疗。避免使用容易造成便秘的药物，必要时需严格遵循医嘱服用。

（2）老年人开塞露通便照护包含沟通观察、摆体位、操作认知、整理记录。

（3）开塞露通便需要准备：开塞露、毛巾、笔、记录单、卫生纸、手套、暖水瓶、水盆、口罩、石蜡油棉球、护理垫等。

（4）其他：如老年人长期便秘不能缓解，需要及时进行相应检查，如粪便常规和粪隐血试验。

第三节 照护清单

照护清单如表 12-1 所示。

表 12-1 便秘老人照护清单

时间	饮食	活动	治疗
晨起	空腹饮 1 杯温开水	轻柔地舒展活动,尝试固定时间排便	
早餐	牛奶、鸡蛋等富含蛋白食物,配合麦片等纤维食物		合理安排药物服用
上午	保证充足的水分摄入,10:00 左右进食水果	散步、打太极等活动增加运动量	对于卧床老年人,康复治疗,如翻身、肢体活动,帮助排便等
午餐	在充足能量摄入基础上,合理安排粗粮摄入,如红薯、南瓜,注意增加优质蛋白和粗纤维蔬菜的量	午餐后稍活动,进行适当午休	
下午	注意提醒老年人饮水,根据喜好,安排水果摄入	安排老年人集体活动,保持心情愉悦	
晚餐	避免过量进食,餐后增加水果摄入	餐后散步	合理安排药物服用
晚睡前		腹部按摩、提肛锻炼、深蹲锻炼	

（刘鹏 邱群）

••• 参考文献 •••

[1] 史勇,董岩.老年慢性便秘临床治疗研究进展[J].中国老年学杂志,2022,12(42):5897-5903.

[2] 中华医学会,中华医学会杂志社,中华医学会消化病学分会,等.慢性便秘基层诊疗指南(2019 年)[J].中华全科医师杂志,2020,19(12):1100-1107.

第十三章 压力性损伤

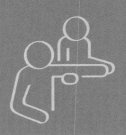

第一节 知识要点

扫描二维码，
观看本章微课

一 压力性损伤的概念

压力性损伤，过去人们称之为褥疮、压疮、压力性溃疡，根据 2016 年美国压疮委员会的意见，将其更名为压力性损伤，是指由于压力或压力与剪切力结合造成的皮肤和/或潜在组织的局部损伤，通常发生在骨隆突处，也可能与医疗设备或其他物体有关，可表现为完整皮肤或开放性溃疡，可能会伴疼痛感。损伤是由于强烈和/或长期存在的压力或压力联合剪切力导致。软组织对压力和剪切力的耐受性可能会受到微环境、营养、灌注、合并症及软组织情况的影响。

随着寿命延长，多病共存、骨骼肌减少、虚弱等，导致老年人成为压力性损伤的高危人群，超过 70% 的压力性损伤来自 70 岁以上的老年人。国内一项多中心调研显示，住院期间老年压力性损伤发生率为 3.3%；居家老年人压力性损伤发生率为 29%。

二 压力性损伤的分期及表现

欧洲压疮顾问委员会、美国压力性损伤顾问委员会及泛太平洋压力性损伤联盟共同制订的《压力性损伤的预防与治疗：临床实践指南》(2019 版)将压力性损伤分为Ⅰ期压力性损伤、Ⅱ期压力性损伤、Ⅲ期压力性损伤、Ⅳ期压力性损伤、不可分期压力性损伤和可疑深部组织损伤。其中，Ⅰ期为皮肤完整，指压后不变白的红斑；Ⅱ期为部分皮层缺失伴真皮层暴露；Ⅲ期为全层皮肤缺失；Ⅳ期为全层皮肤和组织损失；不可分期为全层皮肤和组织缺失，损伤程度被掩盖；可疑深部组织损伤为持续的指压不变白，颜色为深红色、栗色或紫色。如图 13 - 1 所示。

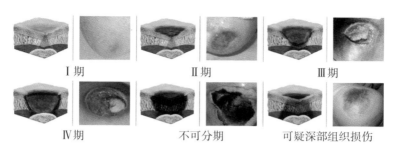

I 期　　　　　　　　　II 期　　　　　　　　　III 期

IV 期　　　　　　　不可分期　　　　　可疑深部组织损伤

图 13-1　不同分期压力性损伤表现

 压力性损伤的特殊类型

（一）医疗器械相关压力性损伤

由于有计划地使用诊断或治疗的医疗器械，对患者皮肤和/或皮下组织（包括黏膜）产生压力而造成的局部压力性损伤，损伤部位形状与器械形状通常保持一致，占医院内压力性损伤的 43.5%。

（二）黏膜压力性损伤

使用医疗设备后在黏膜局部造成的损伤，是医疗器械相关压力性损伤的一种。有研究指出，高龄是发生黏膜压力性损伤的高危因素。

压力性损伤的发病机制

压力性损伤的发病机制涉及众多学科，相对复杂，且多种因素相互作用，其中获得广泛认可的学说有微循环障碍学说、细胞形变学说、缺血再灌注损伤学说。微循环障碍学说认为，皮肤的血流功能是评估皮肤微循环的重要指标，当皮肤发生缺血时应警惕压力性损伤。也有研究认为，细胞凋亡是引发并影响压力性损伤病理过程的重要机制之一。尽管影响因素较多，但机械力引起组织缺血，从而导致压力性损伤的发生被广泛认可。

压力性损伤的好发部位

压力性损伤常见于以下情况：仰卧位、俯卧位、侧卧位、卧床仰卧位、坐姿、儿科人群、医疗器械相关损伤、黏膜损伤。

压力性损伤较常见的部位是骶骨、跟骨和股骨大转子上方。一般来说，高达

75%的压力性损伤位于骨盆带周围,反映了仰卧位和坐位的压力分布。脚跟是继骶骨之后第二常见部位,也是"深部组织损伤"最常见的部位,这是由于脚跟的边缘血液供应、皮肤和脂肪组织薄及骨突出,从而更容易受到伤害。对于长期俯卧位的危重患者,特定的身体危险部位包括乳房、膝盖、脚趾、阴茎、锁骨、髂骨和耻骨联合。用于稳定创伤患者颈椎的颈圈可能导致枕骨、下巴、耳朵、下颌骨、喉部上方、肩胛上和锁骨上区域的压力性损伤。如图 13-2 所示。

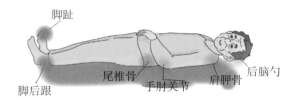

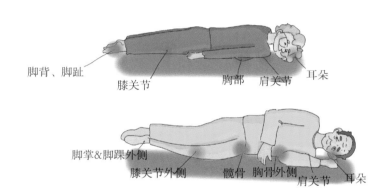

图 13-2 不同体位下老人压力性损伤好发部位

 压力性损伤的危险因素

（一）患者因素

随着我国老龄化进程加快,老年群体日益庞大,预防压力性损伤成为老年护理的重点、难点。老年患者大多具有基础疾病多、病情多变、病情危重、营养摄入不足等特点,一旦出现皮肤衰老、松弛、干燥和瘙痒等问题,更容易发生压力性损伤。我国老年住院患者皮肤损伤患病率为 6.0%,其中压力性损伤患病率为 3.3%。由于压力性损伤相关知识的普及力度不够,导致家属及患者对压力性损伤的认识和预防往往不到位。有研究显示,大部分患者发生压力性损伤与家属或医护人员未能及时发现早期迹象有关。针对急诊、手术等病情危重或处于特殊时期的患者,如果不能及时准确地评估、筛查、干预及预防压力性损伤,则会增加其发生风险。

（二）机构因素

我国医疗机构的医护人力资源相对不足,人手缺乏时更可能出现评估不及时或不准确等情况,导致不良事件增加。同时,因住院部容纳患者数量有限,导致患者急诊停留时间增加。有研究显示,患者急诊停留时间过长是压力性损伤的独立危险因素。对医务人员进行系统性的压力性损伤管理培训对评估预防压力性损伤有重要作用,但目前相关机构在如何高效开展医务人员早期预防识别压力性损伤的教育培训模式方面还有待进一步研究。科学、规范、先进的压力性损伤预警管理对预防压力性损伤有积极性影响,国内研究证实,压力性损伤链式管理有利于在全院范围内对患者的皮肤护理和压力性损伤监控进行科学管理。但目前在临床实践中,尚缺乏集科学化评估高危预警、及时上报护理工作、动态监测、准确反馈等管理目标为一体的标准化、信息化闭环管理体系。

（三）医疗器械因素

有研究显示,34.5％的压力性损伤由医疗器械引起,且器械性压力性损伤的发生率与医疗设备使用数量呈正相关。分析原因为医疗器械具有活动性差、弹性弱、材质较硬等特点,且重症患者使用医疗设备时间往往较长,从而易引起器械性压力性损伤。

 七 压力性损伤的预防

（一）压力性损伤的风险评估

风险评估是预防压力性损伤的第一步,也是很重要的一步。2019 版国际指南提出,患者在入院后要尽快进行压力性损伤的结构化风险评估,并且在此之后也要定期筛查。目前,临床上常用的压力性损伤风险评估量表有 Braden 量表、Waterlow 量表、Norton 量表。其中,Braden 量表已被全球接受,并广泛应用,Norton 量表常用于老年患者,Waterlow 量表多用于手术相关压力性损伤的风险评估,但 Waterlow 量表内容较多、操作复杂,目前在国内应用较少。

（二）压力性损伤的皮肤评估与护理

在风险评估中,全面的皮肤评估是重要的组成部分,患者皮肤及皮下组织状况是压力性损伤的早期迹象指标,应作为优先考虑的评估事项。目前,临床常用指压法或透明盘法通过观察皮肤是否可变白来判断此处是否存在压力性损伤。若皮肤存在不可变白红斑,即存在Ⅰ期压力性损伤,并有可能发展为Ⅱ期或更严重压力性损伤,此时应进一步评估且制订预防或治疗计划。也有研究指出,进行皮肤评估时,也应评估局部皮肤的温度及水肿情况,其中可使用表皮下水分测量装置进行水肿的评估。另外,应对皮肤进行一系列的预防性护理,如对大小便失禁老人,及时处理排泄物并清洁皮肤或使用高吸收性尿失禁产品,以保持皮肤的清洁干燥;避免使有压力性损伤风险的皮肤受到剧烈摩擦;对有压力性损伤风险的老人使用预防性敷料(如泡沫敷料、水胶体敷料和透明薄膜敷料等)进行保护。

（三）营养

营养作为压力性损伤形成影响因素之一,应定期对老人进行营养筛查,及早发现存在的营养不良或其风险,鼓励老人进食高蛋白、高能量、易消化的食物,必要时静脉补充氨基酸、白蛋白等,改善老人身体营养状况,提高抵抗力。

（四）体位变换与局部减压

在压力性损伤的预防中,体位变换和局部减压也是需要采取的重要措施。

1. 个性化调整翻身频率　以往的研究认为应每2小时翻身一次,而2019版国际指南提出:应根据个人的活动水平、灵活性、独立进行体位变换的能力等制订个性化的翻身频率。2018年,国内的两项Meta分析分别显示,使用减压床垫的压力性损伤风险老人,将翻身时间延长至3小时不会增加发生压力性损伤的危险;使用气垫床的ICU压力性损伤高危老人,若翻身间隔时间延长至4小时,有一定的安全性和可行性。

2. 积极探讨体位变换方案　虽然近几年关于体位变换的研究不断增多,但2019年,Cochrane图书馆发布的一项成本-效益分析指出,现在还没有足够的证据来推荐某种体位变换的方案。可见,在体位变换方面,还需要针对不同人群、不同床垫等进行深入的研究。另外,30°侧卧位优于90°侧卧位,可自行体位变换的人尽量以20°～30°的侧卧姿势睡觉。

3. 综合评估选择减压工具　减压工具的使用可增加皮肤与支撑面之间的接触面积,改变皮肤与支撑面的接触部位、减少接触持续时间,从而降低局部皮肤所受的压力。目前,临床上常用的减压工具包括翻身枕、软枕、海绵垫、静态空气床垫、高密度泡沫床垫、水垫、交替压力空气床垫等。2019版新指南指出:应根据个人的活动水平、对微环境控制和剪切力降低的需求、个人体型和体重、现有压力性损伤的严重程度、位置及数量、形成新发压力性损伤的风险等综合评估,选择满足个人压力再分配需要的支撑面。

（五）其他

器械相关性压力性损伤的预防;鼓励老人进行早期活动;足跟处皮肤的评估及敷料、软枕或悬挂装置的使用;定期对医疗卫生保健人员进行培训;对老人及家属进行健康教育等也是预防压力性损伤措施中不可或缺的一部分。

第二节　照护要点

 一　照护原则

（一）Ⅰ～Ⅱ期压力性损伤患者

促进老人的社交活动,鼓励与家人和朋友保持联系。适当进行体育锻炼,以增强肌肉力量和皮肤弹性。参与轻松的活动和游戏,以保持积极的心态和生活质量。

（二）Ⅲ～Ⅳ期、不可分期压力性损伤或深部组织损伤患者

应尽可能给予老人自我照顾的机会,鼓励老人在能力范围内进行日常活动;进行生活技能训练,如翻身、转移等,以提高自理能力和自尊;遵循"帮助而不包办"原则,确保老人在需要时得到适当的支持。当老人完全不能自理时,应提供专人护理,确保其基本生活需求得到满足;避免老人跌倒和长期卧床,通过定期翻身和体位调整,减少压力性损伤的风险。如已是卧床状态,需积极防治并发症,如肺部感染、深静脉血栓等。防止误吸、坠床等意外事件发生,确保老人的安全。

 二　生活照料要点

针对压力性损伤的老人,需根据患者的活动能力、个体执行力和认知障碍的程度,来决定照护者生活照料的程度。可以从以下几方面入手。

（一）皮肤护理

定期检查皮肤状况,特别是骨突部位;保持皮肤清洁干燥,避免潮湿和污染;使用温和无刺激的皮肤清洁产品;对足跟等高风险部位使用预防性敷料,并每天

评估皮肤状况。

（二）体位管理

使用反应性空气床垫或覆盖物、医用级别羊皮、交替压力空气床垫；定期改变老人的体位，建议使用 30°侧卧位，保持床头平放，使用足跟悬挂装置或垫高足跟；尽量避免长时间床头抬高超过 30°的体位；鼓励老人在能力范围内进行适当的活动。

（三）进食方面

1. 均衡营养，促进健康　确保老人获得均衡的营养，包括足够的蛋白质、维生素和矿物质，以支持皮肤健康和伤口愈合。鼓励老人摄入高质量的蛋白质，如瘦肉、鱼类、豆制品和乳制品。确保老人摄入足够的维生素 C、维生素 A、维生素 E 和锌，这些营养素有助于促进伤口愈合和维持皮肤健康。保持适当的水分摄入，有助于维持皮肤弹性，预防脱水，同时也有助于营养的吸收和废物的排出。

2. 避免炎症，促进愈合　减少或避免摄入可能引起炎症或影响伤口愈合的食物，如辛辣、油炸或高盐食品。如果老人有消化问题，应提供易于消化的食物，以减轻胃肠道负担。

3. 个性化餐饮，提升吸收　考虑将老人的饮食分为多次小餐，以提高营养吸收率和减轻胃肠负担。根据老人的健康状况、营养需求和个人口味偏好，定制个性化的饮食计划。

4. 定期评估，确保营养　定期监测老人的营养状况，必要时咨询营养师或医生，调整饮食计划。如果老人食欲不佳，可以尝试提供多样化的食物选择，创造愉快的用餐环境，或使用食物增味剂来提高食物的吸引力。除非有特定的医疗需要，否则应避免对老人的饮食进行过度限制，以免影响其营养摄入。

（四）个人卫生

定期帮助老人洗澡或进行局部清洁。保持口腔卫生，定期刷牙或使用口腔清洁工具。定期更换衣物和床上用品，保持清洁。

 压力性损伤老人症状的照护要点

部分老人除了伤口存在之外，还常常会出现疼痛或感染，不仅给患者本人带来痛苦，也加重了照料者负担。针对这些症状可以从以下几方面入手。

（一）伤口处理

1. 清洗与清创　清洗压力性损伤周围皮肤，使用抗菌清洗剂，清除失活组织和生物膜。

2. 清创后准确分期 深部组织损伤期压力性损伤处理原则是保护局部,防止继续受压,密切观察发展趋势,并在完成清创后才能准确分期。

3. 伤口敷料选择 根据损伤分期和渗出液量选择适当的伤口敷料。

（二）疼痛与感染管理

1. 疼痛管理 进行全面的疼痛评估,使用非药物治疗和必要时的阿片类药物或镇痛药。

2. 感染控制 及时识别感染和生物膜,进行早期对症处理。

（三）心理支持

提供情感支持,倾听老人的感受和需求。鼓励老人参与社交活动,减少孤独感。必要时提供心理咨询或治疗。

四 环境安全要点

（一）安全的环境

确保老人居住的环境没有跌倒的风险,如地面平整、无杂物堆放、照明充足等。考虑无障碍设计,如宽敞的门道、无障碍卫生间等,方便老人移动。床铺应方便照护者进行护理操作,如翻身、清洁等。提供足够的空间供老人进行日常活动,如行走或进行物理治疗。

（二）适宜的温湿度

维持室内适宜的温度和湿度,避免过热或过冷,以及湿度过高或过低,这些都可能影响皮肤健康。

（三）清洁卫生

保持居住空间的清洁,定期清洁和消毒,以减少感染的风险。

（四）个性化的居住环境

根据老人的个人喜好和需求调整居住环境,如放置熟悉的物品或装饰。

第三节 照护清单

照护清单如表 13-1 所示。

表 13-1 压力性损伤老人照护清单

时间	星期一	星期二	星期三	星期四	星期五	星期六	星期日
06:00—07:30	起床、洗漱、早饭时间						
07:30—08:30	餐后休息时间						
08:30—09:30	医疗检查	身体活动	社交互动	个人兴趣	放松活动	家庭日	安静休息
09:30—10:00	运动后休息时间						
10:00—11:00	皮肤护理						
11:00—14:00	午餐及午休时间						
14:00—17:00	社交活动	身体锻炼	社交活动	个人兴趣	放松活动	家庭活动	安静休息
17:00—18:00	晚餐及餐后休息时间						
18:00—20:00	传统体育项目	散步	传统体育项目	散步	散步	散步	传统体育项目
	此时间段运动应注意适当强度，不可剧烈运动						
20:00—21:00	睡前准备阶段						
21:00—06:00	睡眠时间						

注:1. 此清单应用时可根据老人具体压力性损伤部位适当调整。

2. 此清单不适用于存在运动障碍和精神症状的老人。

（郝建玲　黄娟）

··· 参考文献 ···

［1］陈佩琴,温新颜,陈春莲.老年住院患者压力性损伤预防护理证据的文献汇总分析,护理实践与研究［J］.2021,18(6):823-827.

［2］蒋琪霞,解怡洁,白育瑄,等.中国老年人皮肤损伤患病率及其流行特征的多中心横断面研究［J］.中国全科医学,2022,25(21):2569-2576.

［3］王巍,张欣,李越,等.压力性损伤居家老年患者医院-社区-家庭三元联动护理实践［J］.中华护理杂志,2021,56(8):1225-1229.

［4］杨龙飞,齐敬晗,刘佳琳,等.压力性损伤预防和治疗循证指南的意见总结,护理研究［J］.2022,36(6):1008-1015.

［5］European Pressure Ulcer Advisory Panel, National Pressure Injury Advisory Panel and Pan Pacific Pressure Injury Alliance. Prevention and Treatment of Pressure Ulcers/Injuries: Clinical Practice Guideline. The International Guideline. Emily Haesler (Ed.). EPUAP/NPIAP/PPPIA: 2019

［6］KHOR H M, TAN J, SAEDON N I, et al. Determinants of mortality among older adults with pressure ulcers ［J］. Archives of Gerontology and Geriatrics, 2014,59(3):536-541.

第十四章 吞咽障碍

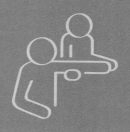

扫描二维码，
观看本章微课

第一节 知识要点

 一 吞咽障碍的概念

吞咽障碍是指吞咽相关中枢部位或神经受损，使吞咽的一个或多个阶段损伤而导致一系列进食困难症状出现的一组临床综合征。随着老龄化社会的出现，老年人的健康是老龄化社会面临的关键问题，老年人吞咽障碍发病率和患病率随年龄的增加而增加。研究显示，60～69岁老年人吞咽障碍患病率为21.0%，70～79岁老年人吞咽障碍患病率为28.0%，≥80岁老年人吞咽障碍患病率高达41.0%。吞咽障碍会造成老年人死亡率和长期入院率增加，使其出现身体和心理障碍，严重者会出现营养不良、脱水及吸入性肺炎等并发症，影响患者社会生活、日常交往和生活质量。

二 吞咽的过程

吞咽是我们日常生活中非常自然的动作，主要负责将食物和水从口腔运送至胃部，进而为身体提供所需的营养和水分。吞咽动作的完成涉及认知期、准备期、口腔期、咽期和食道期五个阶段。如图 14-1 所示。

（一）认知期

大脑通过视觉、嗅觉和味觉等感官信息，对食物或水的类型、质量和摄入量进行评估，以确定是否需要吞咽。这个过程基于个体的经验、习惯和当前的身体需求。

（二）准备期

腔内的肌肉开始放松，为食物或水的进入创造空间。同时，舌头会移动到合适的位置，以便将食物或水推向咽喉。此外，唾液腺开始分泌唾液，帮助润滑食

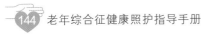

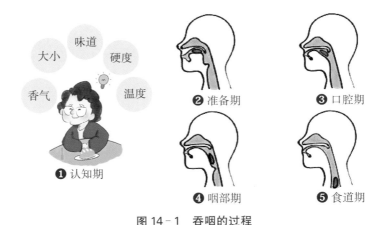

图 14 - 1　吞咽的过程

物,便于吞咽。

（三）口腔期

核心阶段。牙齿将食物咬碎成适合吞咽的大小,舌头将食物与唾液充分混合,形成易于吞咽的食团。同时,口腔内的肌肉开始收缩,推动食团向咽喉移动。这个过程有助于食物的消化和吸收,并减少食道受损的风险。

（四）咽期

关键阶段。软腭抬高以封闭鼻腔,防止食物或水进入;喉头上抬,使咽腔缩小,有助于食团更快地进入食道;会厌关闭,避免食物或水进入气管,造成呛咳或窒息。这一系列动作在极短的时间内完成,确保食物或水能够安全地进入食道。

（五）食道期

食道肌肉开始收缩,推动食团沿着食道向胃部移动。食道肌肉的蠕动不仅帮助食团下行,还能够挤压出其中的空气和多余的水分,确保食物能够顺利进入胃部。

  吞咽障碍的分类

（一）根据发病位置分类

1. 口咽性吞咽障碍　指食团难以从咽部进入食管,流质尤难通过咽部,伴有经鼻反流、呛咳等。在老年患者中,常由中枢神经系统疾病引起口咽部吞咽障碍,如卒中、帕金森病和痴呆等。口咽性吞咽障碍进一步分为口腔期和咽期两类。

（1）口腔期吞咽困难与食团的形成和控制不良有关。发病机制考虑由嘴唇闭合度减少、咀嚼肌肉的力量下降、舌头的协调或运动受限所致。

（2）咽期吞咽困难通常是由于舌头推进不良或食道上括约肌阻塞造成的。与口腔期机制不同，咽期吞咽障碍机制为吞咽反射延迟、腭咽闭合减少导致反流、会厌运动减少和吞咽时喉部抬高降低，或食管上括约肌的障碍或损伤所致。

2. 食管吞咽障碍　指食团通过食管发生障碍，可分为机械性及动力性两类。

（1）机械性：出现在吞咽大块或其他固体食物时困难，吞咽饮料尚无困难。食管肿瘤、良性狭窄，肿大的纵隔淋巴结，或先天性主动脉弓畸形均可出现吞咽困难，有时食管癌尚未使食管梗阻，但已侵及肌层神经节细胞，引起动力障碍性吞咽困难。

（2）动力性：吞咽困难无液体、固体之分，主要见于贲门失弛缓症、弥漫性食管痉挛等，有时有癔症。

（二）根据吞咽障碍发生的病因分类

1. 功能性吞咽障碍　又称神经源性吞咽障碍，是指参与进食活动的吞咽肌暂时失去神经控制而出现吞咽肌、骨骼肌运动不协调导致的吞咽问题。常见于脑血管疾病、中枢神经系统疾病、脑神经病变（如舌咽迷走神经损害）（面瘫一般不涉及吞咽功能，舌咽迷走神经可能性更大）、神经肌肉接头疾病（如重症肌无力）、肌肉疾病、年老体弱、痴呆等。

2. 器质性吞咽障碍　又称结构性吞咽障碍，是指吞咽器官相关的解剖结构异常改变引发进食通道异常出现的吞咽问题。主要是由于口、咽、喉、食管等解剖结构异常，吞咽通道及邻近器官的炎症、肿瘤、外伤等。

 四　吞咽障碍的临床表现

（一）口腔/咽部吞咽困难

（1）喝水、吃饭时常出现呛咳。

（2）食团难以下咽、进食时间延长。

（3）食物阻滞于喉咙部；吞咽完食物后觉得咽部有异物感。

（4）流口水或痰液多，痰中带食物残渣。

（5）口腔中常有食物残渣。

（6）不明原因的体重减轻。

（7）反复肺炎、发热。

（8）进食后声音改变。

（9）经鼻反流。

（二）食管吞咽困难

（1）食物阻滞于胸部或喉咙部。

（2）饮食习惯改变。

（3）反复肺炎、发热。

（4）胃食管反流病的症状，包括烧心、嗳气、反酸和胃灼热等。

 五 吞咽障碍的危害

由于吞咽肌肉的自然萎缩和经常伴随衰老而来的精神警觉性的变化，吞咽障碍患病率随着年龄逐年增加。研究表明，多达 60％ 的养老院患者经历过吞咽困难，而这也是导致其死亡的一个重要原因。卫生保健政策和研究机构报告，有 6 万多人死于吞咽障碍并发症。

（1）吸入性肺炎是最令人担忧的并发症之一，是老年人死亡的主要原因之一，也是老年人住院和延迟出院的一个重要因素。

（2）吞咽困难的其他并发症包括窒息、支气管痉挛、慢性营养不良和体重减轻、肌肉萎缩和脱水。在外科手术患者中，特别是头颈部癌症患者中，吞咽困难往往会导致伤口愈合不良和对放疗和化疗等治疗的耐受性降低。

（3）与该疾病及其后遗症相关的医疗保健费用是巨大的。多项研究发现，吞咽困难患者住院时间更长，再入院率增加，入院一年内死亡率增加。

（4）除了医疗保健成本外，还有情感和心理健康的成本。即使是轻微的症状也会对生活质量产生深刻的负面影响。吞咽困难的患者多数伴随抑郁症状。

第二节 照护要点

 一 照护原则

能经口进食者鼓励经口进食，做好进食各阶段饮食护理，预防并发症。尽早开展康复功能锻炼，改善生活质量。频繁呛咳无法进食者尽早遵医嘱留置肠内营养管，保证营养的摄入，降低肺部感染及误吸等并发症的发生率。

二 经口进食要点

(一)进食准备阶段

1. 环境准备　安静,避免不必要的治疗或分散注意力的行为。

2. 进食体位　吞咽姿势的改变可以有效改善或消除吞咽时的误吸情况。

(1)进食能自理者,协助下床,坐直进食,上身前倾,偏瘫患者可以选择有扶手的椅子(图 14 - 2)。

(2)床上进食者,将床头摇高 30°～60°半坐卧位。偏瘫患者协助取健侧卧位(头偏向一侧),头颈部稍前屈,用枕头垫起偏瘫侧肩部(图 14 - 3)。

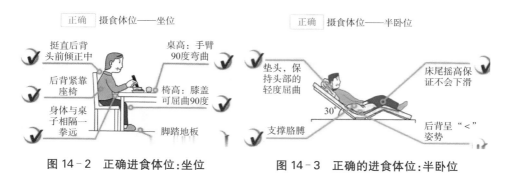

图 14 - 2　正确进食体位:坐位　　　图 14 - 3　正确的进食体位:半卧位

3. 食物准备

(1)宜选择柔软、密度及性状均一;有适当的黏性、不易松散;易于咀嚼,通过咽及食道时容易变形;不易在黏膜上滞留等。应根据患者的具体情况及饮食习惯进行选择,兼顾食物的色、香、味等(图 14 - 4)。

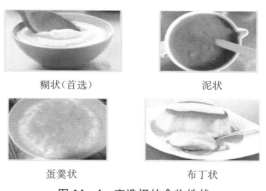

糊状(首选)　　　　泥状

蛋羹状　　　　布丁状

图 14 - 4　宜选择的食物性状

（2）避免干或易松散的食物，如炒饭、饼干、蛋糕等；多加咀嚼的食物，如大块的肉、坚果等；黏性高的食物，如糯米、年糕等；混合质地的食物，如泡饭、碎粥；有骨有刺的食物（图14-5）。

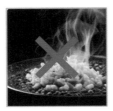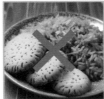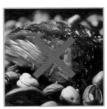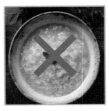

温度过高　　　　　较干易碎　　　　　较为坚硬　　　　　过稀水样

图 14-5　避免的食物性状

4. 餐具准备

（1）匙：应选用柄长、口浅、匙面小、不粘食物、边缘光滑、容量5～10毫升的匙羹，方便喂食。抓握能力弱的患者可选用手柄粗的餐具，便于抓握稳妥（图14-6）。

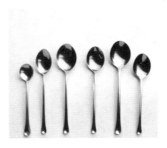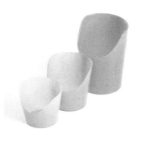

图 14-6　匙的选择　　　　**图 14-7　杯的选择**

（2）杯：选杯口不接触鼻部的杯子，如切口杯（图14-7）。

（3）碗：广口平底瓷碗、可选择带防滑垫（图14-8）。

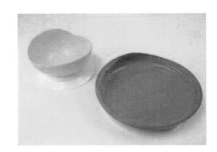

图 14-8　碗的选择

（二）进食阶段

喂食时照护者一定要与患者在同一高度，平行或从下方给患者喂食。给偏瘫的患者喂食从健侧嘴角喂到口腔。

1. 进食速度　进食速度宜慢，忌催促，避免匆忙或强迫喂食。进食时间以30～40分钟为宜，时间过长可导致吞咽疲劳，增加误吸风险。

2. 一口量控制　严格掌握喂食的一口量，一口量容积过大，食物难以一次通过咽腔，容易从口中漏出或滞留在咽部，加大了误咽风险；过少则因刺激强度不够，难以诱发吞咽反射。先以1～4毫升开始，然后酌情增加至适合患者的一口量，对于吞咽功能较好的患者喂食时，液体控制在20毫升以内，布丁5～7毫升、浓稠泥状或糊状食物3～5毫升、肉团2～3毫升。

3. 进食方式　进食时应把食物放在口腔最能感觉食物的位置，放在健侧舌中后部或健侧颊部，这样有利于食物的吞咽。前一口吞咽完成后再进食下一口，避免两次食物重叠入口的现象。出现以下任意一项症状，如咳嗽、音质改变时，应暂停进食。

4. 代偿策略　是吞咽时采用的姿势与方法，通过改变食物通过的渠道和特定的吞咽方法使吞咽变得安全。

（1）侧方吞咽：适用于一侧舌肌和咽肌麻痹患者。进食时分别左、右侧转头吞咽，使食团由于重力作用移向健侧，同时患侧梨状隐窝变窄挤出残留物。

（2）空吞咽与交互吞咽：适用于咽缩肌无力患者，进食后反复做几次空吞咽或饮少量水（1～2毫升），既能诱发吞咽反射，又能除去咽部残留物。

（3）点头样吞咽：适用于舌根部后推运动不足患者，可改善舌运动能力不足及会厌谷残留。吞咽时颈部尽量前屈形状似点头，同时做空吞咽动作。

（4）低头吞咽：适用于咽期吞咽启动延迟患者；颈部尽量前屈姿势吞咽。

（三）进食后阶段

（1）患者在餐后应保持坐位或半卧位30分钟以上，避免剧烈运动及搬动患者，以免反流导致患者误吸或窒息。

（2）定时进行口腔护理，早晚各一次；有条件者可餐前、后漱口，防止食物残渣留存在嘴里，引起误吸及肺部感染。

（3）咽部有残留时，应及时指导患者清嗓、咳出。

三 肠内营养进食要点

（一）进食前评估

（1）评估鼻饲管位置及是否通畅。

（2）评估患者的合作程度，每次喂养前应回抽检查胃残留量。

（二）食物准备

（1）自制食物应注意荤素搭配，所有菜类均应熟制后放入榨汁机搅打细腻，加适量水稀释，不可过稠。必要时用纱布过滤细小颗粒，避免鼻饲过程中堵塞导管。

（2）必要时遵医嘱选择适宜的肠内营养制剂。开瓶后常温保存不宜超过 4 小时，超过 4 小时应置于冰箱冷藏，24 小时内未用完应丢弃。

（三）鼻饲喂养

（1）无特殊体位禁忌时，喂养时应抬高床头 30°～45°，喂养结束后宜保持半卧位 30～60 分钟。

（2）根据营养液总量分次喂养，每次推注量不宜超过 400 毫升，每次间隔 3～4 小时。

（3）鼻饲前后 20 毫升温开水冲管，避免营养液在管内蓄积堵塞管道。

（4）肠内营养液温度适宜（37～40℃），推注时速度适宜，推注过程中注意观察患者的反应。如有恶心、咳嗽等及时停止鼻饲。

（5）经鼻饲管喂食药物时，药物应研磨粉碎，温水溶解后注入，避免与营养液同食。注药前后用温开水 20 毫升冲管。

（四）肠内营养管维护

（1）采用弹性胶布固定喂养管。

（2）每天检查管道及其固定装置是否在位、管道是否通畅、喂养管固定处皮肤和黏膜受压情况。

（3）长期置管时，应每隔 4～6 周更换导管至另一侧鼻腔。

（4）定时进行口腔护理，早晚各一次，降低肺炎发生率。

（5）如遇管道脱出或怀疑不在位时，照护者不可自行回插或处置，应至就近医疗机构寻求专业人员帮助。

四 康复训练要点

目前尚无有效的临床治疗药物改善吞咽障碍,科学、系统、有效的康复是主要的治疗方式。通过进行面部、唇舌、咽部、下颌、呼吸肌的训练,提高吞咽相关肌群的肌力,诱导神经中枢形成新的突触,从而促进吞咽功能的恢复。具体方法如下:

1. 面部训练 将双手置于双侧面颊上顺时针、逆时针各按摩 4 次,再将双手置于颞颌关节处,顺时针、逆时针各按摩 4 次,不能自主完成者,可由家属代为按摩;然后做鼓腮、张口、闭口、龇牙等练习,2 次/日。

2. 唇部训练 嘴唇闭紧、放松 4 次,此后可筷子或磨牙棒放在嘴唇中间,嘱患者用力闭紧嘴唇,家属向外拉筷子或磨牙棒,患者尽量不让其拉出,重复 4 次,2 次/日。

3. 舌部练习 伸缩舌部、舌顶上颚、舌触及上下嘴唇、舌舔左右嘴角、舌尖舔嘴唇活动,各重复 4 次。早、中、晚饭前进行,每次 5 分钟。

4. 发音训练 张口发出"啊"音,放松;再用舌尖抵住上颚,发出"咦"音,放松,嘴唇发出"嗯"音,聚拢嘴唇发出"呜"音,以上动作练习 4 次。发音训练一般在晨间或午睡后进行,每音持续 3~5 秒,连续 5~10 次,2~3 次/日

5. 下颌运动练习 下颌向左、向右的运动,各 8 次;叩击上下门齿,各 8 次;将筷子或磨牙棒放置于患者上下切牙处,嘱其尽量咬住,持续 2~5 分钟。

6. 呼吸肌练习 坐位或平卧位,全身放松,经鼻吸气,再经口缓慢呼气。呼气时间应尽量延长,为吸气时间的 2~3 倍,2~3 次/日,10~15 分钟/次。

7. 咽部冷刺激和空吞咽训练 在空腹或餐后 2 小时进行,使用冰冻棉签蘸少许水轻轻刺激软腭、舌根及咽后壁,然后嘱患者做空吞咽动作,3 次/日,训练时间 5 分钟。

8. 颈部的活动度训练 前后左右放松颈部,左右旋转,提肩、沉肩运动,利用颈部屈伸活动帮助患者引起咽下反射,防止误吸。

第三节 照护清单

 一 经口进食者照护清单

如表 14-1 所示。

表 14-1　经口进食者日照护清单

时间	星期一	星期二	星期三	星期四	星期五	星期六	星期日
06:00—07:30	起床、洗漱						
07:30—07:40	发音训练、舌部练习						
07:40—08:30	早餐及餐后休息时间						
08:30—09:30	康复操	益智游戏	康复操	有氧运动	康复操	益智游戏	康复操
09:30—10:00	运动后休息时间						
10:00—11:00	益智游戏	康复操	抗阻运动	康复操	有氧运动	康复操	抗阻运动
11:00—11:10	舌部练习						
11:10—14:00	午餐及午休时间						
14:00—14:10	发音训练						
14:10—17:00	康复操	有氧运动	康复操	益智游戏	康复操	社区活动	康复操
17:00—17:10	舌部练习						
17:10—18:00	晚餐及餐后休息时间						
18:00—20:00	益智游戏	社区活动	散步	社区活动	益智游戏	散步	社区活动
	此时间段运动应注意适当强度,不可剧烈运动						
20:00—21:00	睡前准备阶段						
21:00—06:00	睡眠时间						

注:1. 此清单不适用于留置肠内营养管及存在运动障碍的老年人。
　　2. 相关益智游戏、有氧运动及抗阻运动可参见第三章"认知障碍"。

 二　经鼻饲进食者照护清单

如表 14-2 所示。

表 14-2　经鼻饲进食者日照护清单

时间	星期一	星期二	星期三	星期四	星期五	星期六	星期日
06:00—07:30	起床、洗漱						
07:30—07:40	发音训练、舌部练习、鼻饲前评估						
07:40—08:30	营养液+水+药及休息时间						
08:30—09:30	康复操	益智游戏	康复操	有氧运动	康复操	益智游戏	康复操
09:30—10:00	运动后休息时间						

（续表）

时间	星期一	星期二	星期三	星期四	星期五	星期六	星期日
10:00—11:00	益智游戏	康复操	抗阻运动	康复操	有氧运动	康复操	抗阻运动
11:00—11:10	舌部练习、鼻饲前评估						
11:10—11:20	营养液＋水＋药						
11:20—14:00	午休时间						
14:00—14:10	发音训练、鼻饲前评估						
15:00—15:10	营养液＋水						
15:10—17:00	益智游戏	社区活动	散步	社区活动	益智游戏	散步	社区活动
17:00—17:10	舌部练习、鼻饲前评估						
17:10—18:00	营养液＋水＋药及休息时间						
18:00—20:00	益智游戏	社区活动	散步	社区活动	益智游戏	散步	社区活动
	此时间段运动应注意适当强度，不可剧烈运动						
20:00—21:00	睡前准备阶段						
21:00—21:30	鼻饲前评估、营养液＋水（根据实际情况而定）						
21:30—06:00	睡眠时间						

注:1. 此清单仅为示例,可根据摄入营养液总量进行调整。
　　2. 相关益智游戏、有氧运动及抗阻运动可参见第三章"认知障碍"。

（张凯丽　冯春花）

··· 参考文献 ···

［1］华锋凯,玉铭,龚献莲,等.脑卒中吞咽障碍评估及进食护理.研究进展［J］.护理研究,
　　2022,36(4):691－694.
［2］李秀云,孟玲.吞咽障碍康复护理专家共识［J］.护理学杂志,2021,36(15):1－4.

第十五章 口腔衰弱

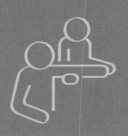

第一节 知识要点

扫描二维码，
观看本章微课

一 口腔衰弱的概念

口腔衰弱是随着年龄增长所导致各种口腔状况(牙齿数量、口腔功能、口腔卫生等)改变的一系列现象和过程，且对口腔健康的兴趣下降，身体和心理储备能力下降，以及口腔衰弱导致的进食功能障碍。口腔衰弱不单单是指口腔在解剖方面的问题，还包括对整个机体和心理方面的影响。

衡量老年人口腔健康的一个重要指标就是牙齿留存情况。世界卫生组织提出老年人口腔健康的目标是"8020"，即80岁的老人至少应有20颗功能牙(即能够正常咀嚼食物、不松动的牙)。第四次全国口腔健康流行病学调查结果显示，我国65至74岁老年人患龋率为98%，留牙数为22.5颗，人均缺失牙齿7.5颗，只有18.3%的人牙列完整。评估老年人的口腔健康状况，当缺牙占全口牙的1/4以上时，就会影响到口腔正常功能，包括吃饭、打电话，咀嚼功能与语言功能，以及个人口腔卫生能力(刷牙等)。咀嚼功能丧失程度已成为评价老年人全身与口腔健康状况不可缺少的一个指标。

二 口腔衰弱的现况

口腔衰弱在老年人中的发病率为8.4%~22.7%，是导致老年人生活质量低下的原因之一，也是老年人衰弱的类型之一。多项研究证实口腔健康与个体衰弱状态存在双向联系，随着年龄的增长，口腔结构和功能都有不同程度的衰退，且老年人身体功能减退和基础病的共同作用导致口腔衰弱的易感性增加。

口腔衰弱的主要口腔问题

老年人口腔软组织出现了一系列增龄性变化,同时全身慢性疾病加大了口腔多种疾病的患病率,功能障碍率随之增高,老年人口腔疾病均呈现上升趋势。老年人口腔衰弱包含的主要口腔健康问题如下。

（一）根面龋

由于各种因素引起的牙龈退缩使老年人的牙间隙增大、根面暴露,易发生水平型食物嵌塞,加之老年人唾液分泌量减少、自洁作用差,极易发生牙根颊面和舌面的龋病损害,并伴发牙本质敏感。

（二）牙列缺损和缺失

牙列缺损和缺失是老年人常见和多发的口腔问题,龋病和牙周病是造成老年人牙缺失的主要原因。牙列缺损和缺失不仅影响老年人的咀嚼、发音、美观等功能,还可导致局部牙口关系紊乱、颞下颌关节紊乱。

（三）口腔黏膜病和口腔癌

老年人是口腔黏膜病的好发人群,主要与老年人的口腔黏膜因增龄性变化、免疫力下降和某些局部因素（如过高、过锐的牙尖等）存在有关,此外还与老年人常伴有的各种系统性疾病如糖尿病、心血管疾病等有关。随着年龄增加,老年人口腔癌患病率上升。

（四）牙磨耗和楔状缺损

老年人的牙磨耗和楔状缺损与刷牙不当、不良习惯及年龄的增加等诸多因素相关。牙过度磨耗形成的锐利牙尖对口腔黏膜的刺激,与口腔白斑病的发生有一定相关性。牙严重磨耗变短,可使人的面部下 1/3 高度降低,长期可能会导致颞下颌关节功能紊乱症状。长期严重的楔状缺损使牙颈部过薄,易造成牙折。

 口腔衰弱的表现

口腔衰弱临床表现复杂,临床表现主要有以下几点:

（1）舌功能减退、食物从口角漏出、轻度呛咳等。

（2）饮食上表现为食量减少、进食速度减慢、食欲不振、肉类摄入减少、对食物丧失兴趣、更倾向于单独进餐等。

（3）存在口腔衰弱的个体步速减慢、步幅长度和步距较短、双支撑时间变长、步幅长度及步距差异性较高。

（4）随着口腔衰弱症状不断加重，患者可能存在疼痛。

 五 口腔衰弱的诊断标准

口腔衰弱的诊断标准为：

（1）剩余牙齿数量＜20颗。

（2）咀嚼功能降低的标准为使用变色口香糖作为测试物分析口香糖颜色标准差（男性＜14.2，女性＜10.8）。

（3）口腔运动功能降低的标准为口腔轮替运动速率（DR）男性＜5.4次/秒，女性＜5.6次/秒。

（4）舌压降低的标准为男性＜23.7 kPa，女性＜23.6 kPa。

（5）主观存在咀嚼困难。

（6）主观存在吞咽困难。

其中标准（1）～（4）为客观指标，（5）和（6）为主观指标。符合以上≥3项标准为口腔衰弱，符合1～2项标准为口腔衰弱前期，完全不符合则不存在口腔衰弱。

 六 口腔衰弱的危险因素

高龄是老年人发生口腔衰弱的高危因素，随着年龄的增加，老年人会出现牙周膜细胞碱性磷酸酶活性减弱、牙周膜干细胞再生能力及成骨活性下降、牙龈生理性萎缩、牙骨质脱矿和软化等问题，导致牙周炎、龋齿等疾病的发生，出现口腔衰弱。

女性老年人患口腔衰弱的风险高于男性，女性恒牙发育早于男性，咀嚼磨损、细菌腐蚀时间较长；同时，牙龈是雌激素的靶器官，绝经后的老年女性雌激素水平较低、骨钙流失较多，出现牙槽骨疏松萎缩、口腔黏膜唾液分泌减少、流速减慢、血管通透性增加等问题，引起口干症、龋齿、牙周病等，导致口腔衰弱。

文化程度低的老年人口腔衰弱发生率高于文化程度高者，文化程度低者健康素养较差，较少主动寻求口腔保健知识，不重视口腔疾病的预防和治疗，存在拉锯式刷牙、刷牙时间过短等不良口腔卫生习惯，导致口腔肌力减退、咀嚼功能低下、吞咽障碍等问题。

多重用药的老年人更易发生口腔衰弱，唾液分泌量、流速会随着老年人使用药物数量的增加而降低，导致老年人口腔自我清洁能力减退，牙周炎、口干症、口腔念珠菌感染率升高。

身体衰弱是社区老年人口腔衰弱的危险因素,生理储备功能下降、活动量减少、体力下降等躯体症状导致老年人社交范围缩小,口头交流机会减少,口腔颌面部肌肉和舌头运动减少,导致舌压下降、咀嚼无力、吞咽困难、舌运动减缓等,从而出现口腔衰弱。

义齿数量也是老年人口腔衰弱的影响因素,佩戴义齿的老年人骨组织吸收较快,基托组织面与承托区黏膜缺乏紧密贴合,黏膜间易被口腔真菌定植;唾液量减少、义齿清洁不当、食物嵌塞等问题也会引发义齿相关性疾病,增加口腔衰弱发生的风险。

 七　口腔衰弱的干预措施

有效管理口腔衰弱可以预防或改善身体衰弱和护理需求,核心理念是保持牙齿健康和增强口腔吞咽、咀嚼功能所涉及的肌肉。由于除牙齿数量外,大多数口腔衰弱因素都是可逆的,因此及早意识到口腔健康状况下降并及时治疗会有效预防不良口腔健康的结果。对于口腔衰弱的主要干预措施如下。

（一）营养补充

营养是老年人健康的重要因素,在干预前应评估营养状况进行个性化的调整。口腔衰弱使进食受到限制,老年人偏向于软烂的食物,咀嚼能力进一步下降,形成恶性循环。总能量摄入量及膳食蛋白质等营养元素,也会随着咀嚼功能障碍而减少摄入,因此,应根据老年人个人咀嚼和吞咽情况调整食物质地,充分摄入蛋白（老年人应补充含有 1.0～1.5 克/千克/天的优质蛋白质）,食用水果和蔬菜、补充矿物质和维生素。

（二）口腔健康管理

口腔管理重点是提高老年人对口腔健康重要性的认识。首先,保持牙齿健康至关重要。建议每天清理口腔和每季度（或者每半年）去专业机构清除牙菌斑或牙石。其次,监测牙周状况。当发现牙齿和牙龈表面的微生物生物膜,医疗人员应当及时清除,并告知患者控制危险因素,如口腔卫生不良、吸烟、肥胖和未控制的糖尿病等。

（三）口腔训练

有效的口腔训练对口腔功能具有维持和改善作用。护理人员应指导老年人进行有效的口腔训练,有效维持老年人口腔健康。口腔训练内容是根据深呼吸、颈部运动、肩部运动、张口和闭口运动、舌肌运动、脸颊运动、发声练习、唾液腺按摩和深呼吸的顺序进行,在护理人员将老年人教会以后,老年人每日可以在饭前自行训练,每天 3 次,每次 5～10 分钟。通过口腔训练,与口腔相关的肌肉群得到充分的活动,改善老年人的口腔功能状态。

（四）社会心理支持

鼓励社区老年人积极交流,参与社会活动,保证老年人身心健康。

第二节　照护要点

 照护原则

（一）口腔健康教育

充分利用多途径宣传媒介,开展多形式的口腔健康科普活动,不断提高老年人口腔保健意识,帮助老年人树立正确的口腔健康观念。

（二）口腔卫生保健指导

1. 刷牙与漱口　每日早晚有效刷牙;根据牙及牙周状况选择刷头大小适中、软硬适度的牙刷和牙膏,可推荐使用电动牙刷;每餐后坚持用清水漱口,必要时可在医生指导下使用漱口液于刷牙后漱口。

2. 牙间隙刷、牙线和牙签的使用　使用牙间隙刷、牙线、牙签清除邻面及牙根面的食物残渣及菌斑。

（三）疾病治疗及预防

1. 积极治疗口腔疾病　按照治疗原则对老年人的龋病、牙周疾病及口腔黏膜病等进行积极的治疗。对于重病卧床的老年人,加强口腔清洁护理,每天 2～3 次。

2. 及时修复缺失牙　牙列缺损及缺失应及早修复,一般在拔牙 2～3 个月后进行。

3. 口腔疾病自我检查及预防　指导老年人常用的口腔医学基本知识,便于进行自我检查;如出现口腔黏膜溃疡、硬结、颜色改变及牙痛、牙龈出血等症状要尽早检查治疗。对已患有黏膜病的老年人,应及早规范治疗,并戒除烟酒,避免辛辣刺激饮食,减少对口腔黏膜的刺激。

4. 定期口腔检查 建议每 6～12 个月接受 1 次口腔健康检查,及时处理患牙,去除病灶。对过度磨耗形成的锐利牙尖及时磨除或调整,以防对口腔软组织造成损伤。

 照护方法

老年人口腔照护应保持良好口腔卫生习惯,包括:①每天刷牙次数为 2～3 次,使用保健牙刷;②饭后漱口;③饭后使用牙线;④定期洁牙;⑤嚼无糖型口香糖;⑥定期进行口腔检查;⑦增加口腔健康的预防措施等。

刷牙是一种良好的口腔卫生习惯,也是最基本、最充分的日常口腔保健方法。刷牙的主要目的是有效地清除牙面和牙间隙的菌斑、软垢与食物残屑,减少口腔细菌和其他有害物质,防止牙石的形成。同时,通过刷牙给予牙周组织以适当的按摩刺激,促进牙龈组织的血液循环和新陈代谢,可提高上皮的角化程度,增强牙龈组织的抵抗力。对于老年人的口腔保健而言,应养成良好的口腔卫生习惯,掌握正确的牙齿保健方法,从而有效干预口腔衰退的问题。

 干预要点

口腔卫生观念形成和改变不仅要看老年人口腔卫生知识和水平的高低,更要看老年人的理解、接受程度及能否真正建立良好的口腔卫生习惯。重视和养成良好的口腔卫生习惯是预防口腔疾病的关键之一。预防口腔衰弱的干预要点如下。

（一）正确刷牙

关于刷牙的方法很多,基本动作有旋转、拂刷和颤动,在使用时可以根据自己的习惯结合应用,找到最容易掌握的方法。对于老年人,推荐采用巴氏(Bass)刷牙法,也叫水平颤动拂刷法(图 15 - 1),每次刷牙不少于 3 分钟。

水平颤动是为了去除牙颈部及龈沟内菌斑,配合拂刷可以清除牙齿唇颊面及舌腭面的菌斑。具体方法和顺序如下:

第 1 步:刷上下牙齿的唇颊面。将刷头放在牙颈部,刷毛指向牙根方向,即上颌牙向上,下颌牙向下,与牙长轴呈 45°角,轻微加压,让刷毛有一部分进入龈沟内,进行短距离水平颤动,5～10 次,然后将牙刷向牙冠方向转动,拂刷牙齿的颊面。从后牙颊侧开始,以 2～3 颗牙为一组,刷完一个部位再刷下一个部位,但

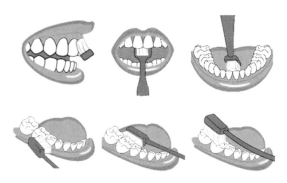

图 15 - 1 Bass 刷牙法

与前一个部位要有重叠区,这样不会有遗漏。依次按顺序刷完上下牙齿的唇颊面。

第 2 步:刷上下后牙的舌腭侧。方法同上。

第 3 步:刷上下前牙舌面。刷上前牙时,将牙刷头竖放在牙齿舌面上,使牙刷前部的刷毛接触龈缘,从上到下拂刷。刷下前牙时,让牙刷后部的刷毛接触龈缘,从下向上拂刷。

第 4 步:刷上下牙的咬合面。将牙刷的刷毛接触牙齿的咬合面,稍用力,前后短距离来回运动刷。

（二）漱口

牙齿冲洗可作为一种补充,不能代替刷牙,重要的是先刷牙后漱口。

1. 水漱 清水漱口不仅使人感到清爽,亦可去除食物残渣或部分软垢。清水不仅可以去除齿垢,还能给牙齿及牙周组织以冷刺激,达到口齿的保健效果。有牙病、牙敏感症者用温水漱口。

2. 茶漱 浓茶漱口解油去腻,爽口洁齿,可清除牙齿缝中的食物,有利于坚固牙齿。茶中含有丰富的维生素和氟素,可补充体内维生素的不足,所含的氟有防龋的作用。

3. 各种抗生素漱口剂 抗生素漱口剂可减少龋病、牙石、牙龈炎的发生,常用的有季铵化合物、氯己定及各种抗生素等,长期使用可能导致味觉减退,不宜久用。

4. 含氟漱口剂 如坚持使用 0.05% 含氟漱口水,1 天 1 次,每次 1 分钟;0.2% 含氟漱口水每周 1 次,每次含漱 1 分钟,量为 10 毫升。注意含漱后半小时内不进食,不喝水,以免降低效果。坚持使用含氟漱口水可阻止根面龋、冠龋的发生和发展,有利于预防龋病。

（三）辅助清洁工具

老年人牙龈萎缩与牙周附着水平丧失明显,牙根外露、牙缝增宽、牙齿稀松,光靠刷牙还不足以保持牙齿清洁,推荐使用以下辅助清洁工具。

1. 牙线　能够清除牙间隙中的食物残渣、去除牙齿邻面菌斑有较好的效果,可在食物嵌塞时及睡前刷牙后使用。牙线具体使用方法:取约 33 厘米的牙线,将线的两端绕在两个中指上,用右、左手指将牙线通过接触点,两指间控制牙线的距离约 1～1.5 厘米。当有紧而通不过的感觉时,可做前后拉锯式动作,通过接触点轻柔地到达接触点下的牙面,同时将牙线放到牙龈沟底,以清洁龈沟区,注意不要硬压入龈沟以下过深的组织内。用两指将牙线紧绷,并包绕颈部牙面,使牙线与牙面的接触面积大一些,然后作上下刮动,每一牙面要刮 5～6 次,然后依次进入相邻牙间隙,逐个将全口牙齿的邻面刮净。在操作时要注意不要用力过大,切不可用拉锯式前后扯动,避免损伤牙周组织。

2. 齿间刷　当口腔内有复杂修复体或牙龈萎缩时,推荐使用齿间刷(牙缝牙刷)。其形状似瓶刷,但极微小,刷毛柔软,可顺利通过牙间隙,尤其适用老年人。

3. 牙签　牙龈乳头萎缩,特别是在牙周手术后牙间隙增大的情况下,用牙签来洁净暴露的牙面,特别对凹的牙面或根分叉区最为合适。使用牙签时要注意,不要将牙签尖用力压入健康的牙间乳头区,因为这样会造成一个先前并不存在的空隙,而这样一个小间隙极难保持清洁,以后只能经常用牙签来剔刮,以致空隙日益增大。牙签不要垂直插入,要沿着牙龈的形态线平行插入,否则会形成平或凹陷状的牙龈乳头外形,影响美观和功能。

（四）基牙(天然牙)和义齿的护理

基牙往往不容易清洁或者容易被忽视,护理基牙最主要是每天认真仔细地刷牙,尤其是邻面,基牙有牙病时更需要及时治疗。人的牙齿缺失之后,通常需要镶义齿(假牙)来恢复美观和咀嚼功能。由于义齿必须借助基牙固位,所以基牙的口腔护理尤为重要。

初戴义齿时,最好不要吃硬食,也不宜咬切食物,先练习吃软食物,以便逐渐适应。义齿初戴后,可能有黏膜压痛现象。如压痛严重,出现黏膜溃疡时,可暂时将义齿取下浸入冷水中,及时到医院复诊。复诊前 2～3 小时应戴上义齿,以便医师能准确地找到痛点,以利修改。应养成保持义齿清洁的习惯,在饭后及睡前应取下义齿刷洗干净,以免食物残渣沉积于义齿上。刷洗时要防止义齿掉在地上摔坏。夜间应将义齿取下放入冷水杯中,以利口腔支持组织休息。切忌放入沸水或乙醇等药液中。义齿不能长期放置不戴,戴用数年后,如出现松脱或摩擦痛等不适时,应到口腔修复科检查、修改或重做,不要勉强使用。义齿不合适,切勿自己修理。老年人尽量不戴义齿睡觉,尤其是患有老年痴呆症者。

第三节　照护清单

照护清单如表 15 - 1 所示,口腔训练流程表如表 15 - 2 所示。

表 15 - 1　口腔衰弱的照护清单

时间	正常牙/固定义齿	活动义齿	牙列缺损	牙列缺失(无牙)
早餐前	牙刷刷牙	佩戴义齿	牙刷刷牙	漱口/海绵棒擦拭
早餐后	漱口	取下清洗	漱口	漱口
午餐后	漱口	取下清洗	漱口	漱口
午睡前	—	清洗并浸泡	—	—
晚餐后	漱口	取下清洗	漱口	漱口
晚睡前	牙刷刷牙	清洗并浸泡	牙刷刷牙	海绵棒擦拭

表 15 - 2　口腔训练流程表

序号	口腔训练流程	
1	深呼吸 3 次(用鼻子吸气,嘴巴呼气)	
2	用力咳嗽 3 次	
3	左右转头 3 次,上下摆头 3 次	
4	上下耸肩 3 次	
5	用舌头舔左右唾液腺 5 次	
6	伸出、缩进舌头 5 次	
7	伸出舌头,左右摆动 5 次	
8	伸出舌头,上下摆动 5 次	
9	舌顶上颚,发出"哒哒哒"的声音	
10	张口、闭口 3 次	

（续表）

序号	口腔训练流程
11	嘟嘴、龇牙 3 次
12	缩紧脸颊、鼓起脸颊 3 次
13	深呼吸 3 次（用鼻子吸气，嘴巴呼气）

（陈静）

··· 参考文献 ···

［1］毕翠敏,朱洪斌,张庚赞,等. 老年人口腔衰弱研究进展[J]. 护理研究,2022,36(11)：1976－1978.

［2］陈作良,陈宏柏,朱友家. 临床老年口腔医学[M]. 厦门：厦门大学出版社,2010.

［3］李秀娥,毛靖. 口腔保健与护理[M]. 北京：人民卫生出版社,2023.

［4］刘敏,赵梅. 老年口腔健康指南[M]. 上海：科学技术文献出版社,2023.

［5］屠杭佳,张书怡,方雨慧,等. 社区老年人口腔衰弱现状及影响因素分析[J]. 中华护理杂志,2023,58(11)：1351－1556.

［6］吴锦晖. 常见老年综合征的评估与干预技术[M]. 北京：人民卫生出版社,2023.

［7］赵佛容,毕小琴. 口腔护理学[M]. 4 版. 上海：复旦大学出版社,2022.

第十六章　老年抑郁症

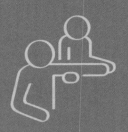

第一节　知识要点

扫描二维码，
观看本章微课

 抑郁症的概念

抑郁症是各种原因引起的以心境低落为主要表现的一组症状，其情绪低落的程度不等，可以从闷闷不乐一直到悲痛欲绝，常有兴趣丧失、思维迟缓、自罪感、注意困难、食欲丧失和自杀观念，常伴有失眠、食欲减退或缺失、闭经等，并有其他的认知、行为和社会功能的异常，严重时甚至悲观厌世、自伤和自杀。目前，全球有超过 3.5 亿人患有抑郁症，其中老年人的发病率较高，可能与生理机能退化、环境适应力降低、退休后身体机能减退、经济收入降低及子女关爱较少等有关，严重危害人类的健康。

 老年抑郁症的概念

老年抑郁症，泛指存在于老年期（≥60 岁）这一特定人群的抑郁症，既包括早年发生抑郁症而目前进入老年期的患者（含青年或成年期发病，老年期复发），也包括老年期首次发生抑郁症和各种继发性抑郁的患者。老年抑郁症总体呈患病率高、筛查率低、误诊率高且治疗率低的特点。目前，中国老年抑郁症患病率为 15.9%～23.6%，患者就医率仅为 10%，全国对抑郁症的识别率不到 20%，老年抑郁症漏诊率甚至高达 70%～90%，抑郁症正逐步成为全球范围内威胁人类精神和形体健康的第二类杀手疾病，仅次于癌症，给社会、家庭、医疗和经济带来极大的负担。

 老年抑郁症的特点

老年抑郁症的表现往往不完全符合典型的抑郁症特点，常易与生理性的活动过程或某些器质性病变相混淆，主要具有以下特点：

（1）抑郁心境长期存在，但不如青壮年患者典型。大部分患者常用"没有精神""心里难受"等表达对抑郁的体验。

（2）认知功能减退。80％左右患者有记忆力减退，10％～15％存在类似痴呆的表现。

（3）思维障碍方面，患者感到脑力迟钝和注意力下降，30％左右患者存在妄想。

（4）具有情感症状向躯体症状转化的倾向。许多患者在抑郁情绪明朗化之前一般已有数月的躯体症状，有时甚至掩盖了抑郁症状。

（5）意志和行为方面，病情轻者积极性和主动性下降，依赖性增强；稍重者活动减少，行动缓慢；严重者生活不能自理。

（6）自杀危险性高。老年患者一旦决定自杀，常比青壮年病人更坚决，行为也更隐蔽。

 老年抑郁症的危害

老年抑郁症的危害可以分为以下两部分。

（一）患者方面

抑郁症可损害老年患者的生活质量和社会功能：①对患者身心健康的影响包括生活质量下降、治疗依从性和积极性变差、自杀风险增加等。②抑郁症同时也对其他疾病的发生发展有不利影响。③抑郁症可能增加老年人跌倒和衰弱风险。

（二）照料者方面

抑郁症会显著增加照护者负担。抑郁症患者终身自杀率高达 6.0％，给社会和家庭带来沉重的负担，照护者需花费较多时间和精力陪伴，以降低自杀风险。

老年抑郁症的临床表现

老年抑郁症的核心症状与其他年龄段发病者无差别，主要包括心境低落、快感缺失和兴趣减退，但抑郁的核心症状并不突出，而焦虑/激越、精神病性症状、认知功能损害、自杀、睡眠障碍等症状更为明显，因此常常被其他主诉掩盖。

（一）抑郁症核心症状

抑郁症包括三大核心症状：情绪低落、兴趣缺失、精力减退（简称"三低"）。

1. 情绪低落　情绪低落可以从闷闷不乐到悲痛欲绝，悲观，对前途失望甚至绝望，丧失自信或自尊，无价值感和无助感，十分消极。

2. 兴趣缺失　对以前喜爱的活动都失去兴趣，丧失享乐能力。

3. 精力不足　表现为过度疲乏，打不起精神、行动费劲、语调低沉、行动迟缓，严重者可卧床不起。

（二）老年抑郁症其他常见的表现

老年抑郁症其他常见的表现包括：

1. 焦虑/激越　焦虑和激越是老年抑郁症最为常见且突出的特点，以至于掩盖了抑郁障碍的核心主诉。主要表现为过分担心、灾难化的思维与言行以及冲动激惹。

2. 躯体不适主诉突出　老年抑郁症患者可因躯体不适及担心躯体疾病辗转就诊多家医院，表现为包括慢性疼痛的各种躯体不适，历经检查及对症治疗效果不佳，其中以多种躯体不适为主诉的"隐匿性抑郁"是常见类型。

3. 精神病性症状　精神病性抑郁常见于老年人，神经生物学易感因素、老龄化心理和人格改变以及社会心理因素均与老年重性抑郁发作时伴发精神病性症状密切相关。常见的精神病性症状为妄想，偶有幻觉出现，需警惕是否存在器质性损害。疑病、虚无、被遗弃、贫穷和灾难及被害等是老年期抑郁障碍患者常见的妄想症状。

4. 自杀行为　抑郁是老年人自杀的危险因素，老年抑郁症的危险因素也是其自杀的高危因素。与年轻患者相比，老年抑郁症患者自杀观念频发且牢固、自杀计划周密、自杀成功率高。严重的抑郁发作、精神病性症状、焦虑/激越、自卑和孤独、躯体疾病终末期、缺乏家庭支持和经济困难等因素均可增加老年人的自杀风险。

5. 认知功能损害　认知功能损害常常与老年抑郁症共存。认知功能损害可能是脑功能不全的体现，是抑郁的易感和促发因素，晚发抑郁障碍（60岁以后起病）患者长期处于抑郁期，可增加痴呆的风险，甚至可能是痴呆的早期表现。抑郁发作时认知功能损害表现是多维度的，涉及注意力、记忆和执行功能等，即使抑郁症状改善之后认知损害仍会存在较长的时间。

6. 睡眠障碍　失眠是老年抑郁症的主要症状之一，表现形式包括入睡困难、易醒、早醒及矛盾性失眠。失眠与抑郁常常相互影响,长期失眠是老年抑郁症的危险因素,各种形式的失眠也是抑郁障碍的残留症状。睡眠相关运动障碍包括不宁腿综合征、周期性肢体运动障碍及快速眼动期睡眠行为障碍等也常出现在老年抑郁症患者,需注意排查脑器质性疾病、躯体疾病及精神药物的影响。

 老年抑郁症的影响因素

老年抑郁症诱发因素复杂,涉及遗传、生理、心理及社会等多方面,有以下易感因素和促发因素的老人更容易得抑郁症,主要包括:

1. 社会环境因素　女性、丧偶、低文化程度、生活在农村、社会沟通不良、贫困、独居和服务照料不良等。

2. 心理应激因素　丧亲、社会角色改变、搬迁、心理灵活性下降、负性生活事件、慢性应激和挫折等。

3. 人格因素　回避、依赖、挑剔、神经质人格的老年人更易患抑郁。

4. 疾病和药物因素　包括脑器质性损害基础、躯体疾病共病、使用药物的影响等。老年期抑郁常伴有躯体疾病,两者也可能互为因果。一些生理问题如视力下降、骨密度减少、慢性疼痛和轻度认知障碍也可能与抑郁有关,而药物是最普遍导致抑郁的因素。

5. 躯体因素　如功能损害、活动受限等。

七　老年抑郁症的预防

根据以上危险因素,提出以下预防、减轻老年抑郁症的针对性举措。

(一)重视身心健康

老年人自身应重视身心健康,养成良好的生活习惯,并通过多途径参与社会沟通,正确认识抑郁症。例如,积极参与社区定期开展的老年抑郁症问诊或知识宣讲活动。

(二)家庭成员积极关怀

营造和谐的家庭氛围、时刻关注家里老年人的身体状况和心情变化能够更好地给予老年人及时的家庭支持,减少抑郁症的产生或恶化。

(三)积极参与社会沟通

(1)积极的社会参与能够发挥保护性功能,改善老年人认知功能,缓解老年人抑郁症状加重的可能性。同时，也可缓冲抑郁等负性情绪对老年人身心健康造成的损害。

（2）使用沟通与信息辅助器具，如手机等通讯工具能够减少老年人出现抑郁症的可能性。使用手机在社交网站上发表言论等能够给老人增添生活乐趣，同时，这种交流有助于纾解负面情绪、减少孤独感，使老年人更好地融入社会，有助于减少抑郁症的发生。

第二节　照护要点

 照护原则

老年抑郁症的照护总目标是减轻患者抑郁症状，减少复发危险，提高生活质量，促进身心健康状况，减少医疗费用和降低死亡率。

 生活照料要点

（一）安全风险管理·预防自杀

抑郁症患者终身自杀率高达 6.0％，需要识别明显及潜在的自杀企图，并采取措施消除危险物品，以降低自杀危险。时刻关注可能存在的暴力行为，如扩大性自杀等。如果患者表达了自杀的想法、计划或谈论死亡，应高度重视并汇报给医护人员。

（二）生活方式管理

保持良好的生活规律，推荐内容包括：

（1）定期锻炼：良好的运动习惯有助于增强机体免疫力及心理抗压能力。鼓励患者根据能力自我选择喜欢的运动类型，推荐针对老年人的运动能力制订多种运动方式相结合的运动方案，以有氧运动为主，对于不愿活动的患者，鼓励先从单一的锻炼方式开始，每项运动每次锻炼时长≥20 分钟。

（2）搭配健康饮食和营养：建议患者多食蔬菜、水果、海鲜、豆类、坚果类食物。其次是谷类，并且烹饪时要用植物油，食用含丰富蛋白质、橄榄油和 ω-3 脂肪酸等食物，避免油炸、含大量盐或糖的食品等。

（3）压力管理：

1）主观支持。口头描述困境场景,引导患者发掘自身资源,如可求助的人、拥有的经济条件与社会资源等,增加其感知家庭和社会支持的能力。

2）客观支持。老年人更依赖配偶,其次是家人,然后是朋友。

3）鼓励家庭成员增加与患者交流频次,使其表达内心感受,耐心、倾听、理解和鼓励患者,避免批评。

4）家属参与患者的各项心理治疗及沟通,提升家人在患者护理中的参与度。

（4）每天至少进行1次愉快的活动,如外出购物、会见好友、聊天等。

（5）避免滥用物质,减少并尽量避免烟酒等物质的使用。

（6）保持每日情绪的记录。

（三）用药管理

实施规范用药管理,保证服药到口,增加老人治疗依从性:

（1）家人应帮助老人坚持服药,并密切观察药物作用及不良反应,如服用单胺氧化酶抑制剂,则要限制老年人饮食,以防止发生高血压危象和直立性低血压。

（2）使用抗抑郁药物早期,自杀风险可能增加,需避免老人自行保存和管理药物。

（3）家属需要将患者的服药等情况反馈给医生,医生做出相应评估,及时对患者的治疗方案做出调整。

（四）心理需求管理

（1）鼓励老人制订自我管理策略可以增强其权利感。

（2）鼓励患者积极地参与社区活动、多结交朋友,有助于促进其和社区重新连接,培养乐观心境,获取更多社会支持。

（3）安排有规律的生活,不要过多纠结过去得失,更不要自责,要对未来的生活重新设计,明确生活目标。

（4）给予适当的经济保障可增加老人的安全感,减少压抑、自卑,减少抑郁。

（5）家人尤其是子女应多关心老年人的生活、娱乐情况,多陪老人聊天、一起做家务、出游。

（五）心理健康教育管理

（1）定期学习心理知识:建议抑郁症老人和家人定期学习心理健康教育及

各种心理治疗技术相关知识,可帮助患者识别其心理行为问题产生的根源。

（2）矫正负性情绪:矫正患者的负性情绪及心理行为问题,协助其构建建设性的心理应对能力。

（3）调动积极性:调动老人积极性及主动性,逐渐减轻过重的心理负担。

（4）提高能力、促进康复:提高老人解决实际问题的能力及家庭和社会生活的满意度,不断减轻负性情绪,促进康复,预防复发,回归社会。

（六）有效沟通管理

（1）尽可能安排亲近的家人专人照护,经常交流沟通,加强对老人的关怀,尊老敬老,了解其心理活动、精神需要、病情变化,发现潜在的问题,时刻注意防范,以免自杀悲剧的发生。

（2）沟通小技巧:交流时家人要尽可能耐心倾听老人述说,并配以点头、微笑、轻声应答等,以表示对老人的尊重、安慰、同情和鼓励,有利于老人表达内心真实想法,减轻抑郁情绪。

（七）睡眠管理

（1）制订作息时间表:制订个体化的作息时间表,保持运动和休息的平衡,将老年抑郁症病人在床上的时间缩短到真正的睡眠时间。

（2）减少日间睡眠:白天尽量不要睡觉,打开窗帘保持房内光线充足,安排其与家人或朋友聊天、读报、下棋、看电视等。

（3）睡前放松准备:可采取松弛其自主神经的方法,如睡前热水淋浴,用温水泡足并按摩涌泉穴,或睡前喝杯热牛奶。如果有条件可在关灯后陪老人在暗中聊天,回忆过去的美好时光,轻柔地为其按摩头皮,或听催眠曲等,使其精神放松、心情舒畅,安然入眠。

 三 环境安全要点

（一）创造良好的生活环境

对老年抑郁症病人应创造一个良好的生活环境,房间应明亮,温、湿度要适宜,且要安静无多余噪声。家庭成员之间要有团结友爱、互相帮助,使老人感到温馨。

（二）降低环境安全风险

管理好家庭危险品,避免患者较容易获取（如剪刀、水果刀、菜刀等利器）,避免抑郁症老人自伤或伤人的风险。

 四 老年抑郁症干预要点 ....

（一）干预原则

针对抑郁症老人,药物治疗、心理治疗和非药物治疗是治疗抑郁症的 3 种主要方式。针对不同严重程度和不同合并症的老年抑郁症患者,治疗方式和干预原则不同。

1. 轻度和中度老年抑郁症　推荐心理治疗,如认知行为疗法、问题解决技术、人际心理治疗等都能改善其抑郁症状。有条件家庭可进行相应的非药物疗法进行辅助治疗,如重复经颅磁刺激治疗、经颅直流电刺激、针灸、艾灸、推拿等方法。

2. 重度老年抑郁症　推荐在专业医生指导下使用药物治疗,如选择性 5 -羟色胺再摄取抑制剂、5 -羟色胺去甲肾上腺素重摄取抑制剂等药物,定期监测精神状况及躯体情况。

3. 慢性疾病合并抑郁症　当老人患有胃肠疾病(肠易激综合征、功能性消化不良等)、肿瘤、糖尿病、心血管疾病等慢性疾病,容易产生抑郁、焦虑等负面情绪,常共病抑郁症,需内科用药控制躯体症状的同时,给予抑郁症方面的相应治疗和处置。

（二）家庭适用非药物治疗方法

针对轻度和中度老年抑郁症患者推荐尝试多种非药物治疗方法,如音乐疗法、芳香疗法、放松训练、有氧运动、冥想等辅助治疗。

1. 音乐疗法　音乐疗法是可通过音乐的力量调节患者的精神及情绪状态,继而转变患者的认知状态及思想观念,充分调动患者的主观能动性。比较推荐五行音乐疗法:它能迅速缓解病人的能力不足感、负罪感和注意力不集中等问题,调动病人参与康复训练的主动性和积极情绪,给予病人康复信心,加快康复进程。

操作要点:选择中华医学会音像出版社发行的《中国传统五行音乐盒带》,音量控制在 30～40 分贝,每天 2 次(早上 09:00～11:00,晚上 17:00～19:00),每次 30 分钟。

2. 芳香疗法　芳香疗法是在中医学理论的指导下,萃取提炼植物中有效的芳香成分,通过患者主动闻吸,将提纯后的芳香成分以雾化方式经鼻腔和气管进入体内,吸收后刺激神经系统,促使机体达到精神舒缓,全身放松的舒适状态,进而缓解抑郁焦虑紧张情绪的一类特殊疗法。采用芳香疗法治疗抑郁,不仅可以改善情绪状态,而且无不良反应。

操作要点:推荐使用薰衣草精油、佛手柑精油、天竺葵精油以 1∶2∶3 配比调和成浓度为 1% 的复方精油,于晨起后 1 小时和入睡前 1 小时加入插电式香薰灯中,每天 2 次,每次 30 分钟;再配合早、晚 2 次进行百会和神门穴位按摩,操作前拇指蘸取调配好的复方精油,按摩完毕后于患者额头、耳后分别给予 1 滴薰衣草精油涂抹均匀,同时蘸取 2 滴于干棉球上置于患者枕边,次日取出。

3. 音乐放松训练　音乐放松训练是将音乐疗法与放松训练结合,在音乐背景下以指导语诱导患者放松肌肉、呼吸训练、丰富想象,被认为是一种理想的"自然疗法"。它可通过不同音乐的音调、音色、旋律及节奏等起到抑制-兴奋、镇静及镇痛等多重作用。还可以通过唤起患者的美好体验或愉快联想,能够吸引其注意力,暂时性忘却不适症状或负性心理,同时改善或消除外界因素引起的焦虑、抑郁状态起到增强患者心理应激能力的效果。同时,音乐放松能够使患者同时置身于放松与紧张两种状态中而产生协调作用,起到转移注意力、调整或缓解负性情绪、改善睡眠质量等作用。

操作要点:给予音乐放松想象训练,播放轻柔、舒缓的音乐,音量控制在 60 分贝以下,在播放音乐的同时进行深呼吸、想象和肌肉放松训练,呼吸频率控制在 16 次/分钟,每次 30 分钟,每天 1 次。

4. 正念冥想训练　正念冥想训练是一种心理治疗手段,主要通过指导患者进行正念冥想训练,加强其对自身的认知,感受到自身存在,接受自身现有状况,使患者始终以正向心态面对疾病,帮助其改善负面情绪。鼓励患者将正念冥想训练应用到生活中,通过正念冥想接受自我,适应环境。

操作要点:正念冥想训练以正念为基础,能有效缓解患者抑郁、焦虑等负面情绪,2~3 次/周,30~40 分钟/次。

5. 有氧运动　有氧运动是最易执行、最绿色且经济有效的干预方式。有氧运动可以增加脑血流量,有利于神经营养因子的产生;可减少大脑中衰老萎缩区域体积,有利于大脑记忆功能的改善;并且在锻炼的过程中,病人可以多与人沟通交流,释放自己的抑郁情绪;同时还可以强身健体,提升自己的综合素质。中度有氧运动可改善老年抑郁症患者的负面情绪,提升病人生活质量。

操作要点:中度有氧运动干预,每周有氧训练不低于 3 次,运动形式分为大合唱、广场舞、太极拳 3 种方式,佩戴运动手环,每次运动 60~90 分钟,有氧运动最大目标心率为 108～129 次/分。如二十四式太极拳,每次练习 3 遍,每次 60 分钟,1 次/天。

第三节 照护清单

照护清单如表 16-1 所示。

表 16-1 老年抑郁症每周照护清单

时间	星期一	星期二	星期三	星期四	星期五	星期六	星期日
06:00—07:30	起床、洗漱、早饭时间						
07:30—08:30	餐后休息时间						
08:30—09:30	音乐疗法	音乐疗法	音乐疗法	音乐疗法	音乐疗法	音乐疗法	
09:30—10:00	休息时间						
10:00—11:00	有氧训练	社区活动	有氧训练	社区活动	有氧训练	社区活动	
11:00—14:00	午餐及午休时间						家庭日
14:00—17:00	芳香疗法	放松训练	芳香疗法	放松训练	芳香疗法	老友见面	
17:00—18:00	晚餐及餐后休息时间						
18:00—20:00	正念冥想	散步	正念冥想	散步	正念冥想	散步	
	此时间段运动应注意适当强度,不可剧烈运动						
20:00—21:00	睡前准备阶段						
21:00—06:00	睡眠时间						

注:1. 此清单应用时可根据老人抑郁程度和个人爱好适当调整。
　　2. 此清单不适用于重度抑郁及存在运动障碍和精神症状的老人。

(冯春花　张凯丽)

··· 参考文献 ···

[1] 查倩倩,徐莲英,陈娟,等.预防老年抑郁症复发的最佳证据总结[J].中国全科医学,2023,26(19):2332-2338.

[2] 高玥珊,张琪,陈茜,等.老年抑郁症的诊疗及照护研究进展[J].现代临床医学,2023,49(3):214-216,222.

[3] 李旭豪,李金玲,杨继国,等.近十年抑郁症的中医外治法研究进展[J].世界科学技术-中医药现代化,2023,25(1):28-33.

［4］郑文新,杨小慧,刘晓彩,等.老年抑郁症的影响因素分析［J］.健康教育与健康促进,2023,18(1):54－58.

［5］中华医学会精神医学分会老年精神医学组.老年期抑郁障碍诊疗专家共识［J］.中华精神科杂志,2017,50(5):329－334.

［6］中华医学会行为医学分会,中华医学会行为医学分会认知应对治疗学组.抑郁症治疗与管理的专家推荐意见(2022年)［J］.中华行为医学与脑科学杂志,2023,32(3):193－202.

第十七章　多重用药

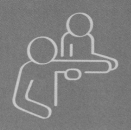

第一节　知识要点

扫描二维码，
观看本章微课

多重用药的定义

多重用药是指在同一名患者同时使用多种药物或过多数量的药物,通常是指同时使用 5 种及以上药物,包括处方药、非处方药及中草药等。从用药合理性角度,多重用药又分为适当多重用药和不适当多重用药,适当多重用药是指患者因多病共存,需要接受多种药物治疗,用药指征明确,同时可以达到理想的治疗效果;不适当多重用药是指使用的药物超过了患者的临床指征范围,如非必需治疗、重复用药,存在过度或不适当处方用药风险,可能导致发生药源性不良事件,包括药物不良反应、药物与药物之间的相互作用等。

老年人的生理特征改变对药物使用的影响

随着年龄的增长,老年人的身体器官逐渐退化,对药物的吸收、分布、代谢和排泄过程都会发生变化。

（一）药物吸收

老年人胃壁功能下降,胃酸分泌比年轻人减少 25%～35%。胃酸减少可增加苯巴比妥类药物等弱酸性药物的电离度,减少药物吸收;老年人 65 岁以上,心输出量减少,导致消化道血流量减少 40%左右,也导致药物吸收减少。

老年人胃肠蠕动减慢,药物进入小肠,药物在小肠内吸收缓慢,延长了对乙酰氨基酚等部分药物的达峰时间,降低了血药浓度峰,也降低了左旋多巴等部分药物在胃内代谢的有效吸收,由于胃排空缓慢,导致药物在胃肠道内滞留时间延长,增加了胃肠刺激。

（二）药物分布

老年人血浆蛋白含量低，体内水分少，脂肪多，所以药物血浆蛋白结合率低，水溶性药物分布体积小，而脂溶性药物分布体积大。水杨酸、乙醇、吗啡、青霉素、钾盐等一些水溶性药物的分布量减少，地西泮、利多卡因、巴比妥等脂溶性药物的分布量增加。这些脂溶性药物半衰期延长，容易在体内蓄积中毒。

（三）药物代谢

肝脏是药物代谢的主要器官。随着年龄的增长，功能肝细胞和肝脏的血流量相应减少，肝细胞合成蛋白质的功能减退，各种酶活性减弱，药物在体内代谢减慢。这些因素可减缓某些药物的代谢，延长半衰期，增加血药浓度，增加药物的作用和不良反应，如氨基比林、保泰松、苯妥英钠、巴比妥类、眠尔通、四环素等，使其在血液和组织中的浓度增加，在体内的滞留时间延长 20％～50％。特别是地西泮等药物在体内的滞留时间，可较年轻人延长 4～5 倍。

（四）药物排泄

大多数药物及其代谢物通过肾脏排泄。老年人肾单位减少，肾重量较 40 岁者减少约 20％～30％，肾小球硬化约达 10％，肾血流降低，肾脏浓缩稀释功能减退，药物排泄减缓，同时调节酸、碱和水电解质代谢的作用减弱，肾储备下降，通过肾脏排出的药物容易在体内蓄积，引起不良反应或中毒。如果氨基糖苷类抗生素在体内蓄积，很可能出现不良反应。

老年人多重用药现状及多重用药的危害

数据显示，我国 60 岁及以上老年人多重用药发生率高达 70.8％，每日平均服用药物数量达 8.6 种，药物不良反应发生率高达 29％，其总体药费占全人口药费总支出的 30％以上。老年人多重用药现象在各国普遍存在，多重用药率在国际上激增，成为全球健康问题。在发达国家，大约有 20％～40％65 岁及以上的老年人服用 5 种及以上药物。研究显示，多重用药发生率随年龄增长和疾病负担的增加而增加。在某些特定的临床环境中，多重用药的发生率可能更高。

多重用药可导致用药错误、药物不良反应和药物相互作用风险增加、住院和医疗费用增加、依从性降低、临床结局差，甚至增加死亡风险。

老年人多重用药的常见原因

（1）多病共存，常需要多种药物治疗。

（2）多科就诊,专科化的单病种诊疗模式易导致老年患者多重用药,甚至重复开药。

（3）用药来源较多,除医师处方外,老年患者还常自行购药,或亲友赠药。

（4）不恰当调药,老年患者常根据个人想法或受朋友影响调整用药,活动不便也影响及时随诊调药。

（5）老年患者可能因视力、记忆力下降,认知障碍等,导致重复用药发生。

（6）医护人员、药剂师和患者之间缺乏沟通和协商,未评估新出现的症状是否为药物不良反应,而误认为是新出现的医学状况,开具新的药物进行治疗,以致药物越用越多,形成"处方瀑布"。

五　老年人多重用药的危险因素

（一）多病共存

老年人常伴有多种慢性疾病,需要服用多种药物治疗。

（二）病理生理因素

老年人多有肝、肾功能减退,可显著改变药物在体内的分布、代谢和排泄,从而影响药代动力学和药效动力学、毒性及其疗效,导致药物不良反应或药物-药物不良相互作用增加,造成严重临床后果,甚至残疾和死亡。

（三）年龄和受教育水平

多重用药率随增龄而增加,提示年龄是多重用药的重要危险因素。而受教育水平与多重用药呈负相关。

（四）日常生活能力

日常生活能力下降增加了患者就医行为,每次就诊患者用药明显增加,从而增加多重用药风险。

（五）焦虑和抑郁

老年衰弱患者焦虑和抑郁发生率高,并可出现各种躯体化形式障碍,导致频繁就医和治疗,多重用药发生率增加。

（六）营养不良

多重用药与营养不良相互关联,营养不良往往会导致药物吸收改变,而多重用药会引起轻微或严重的消化道不适,导致食欲减退、食物摄入减少、营养状况下降,进而出现衰弱加重,出现更多药物不良反应。

六 老年人多重用药的风险管理原则与管理策略

　　医生、药师、患者及其家属均应提高安全用药的认识,最大限度地减少多药联合治疗给患者带来的药源性损害。老年人多重用药管理策略如表 17-1 所示。

表 17-1　老年人多重用药管理策略

项目	内　　容
用药安全评估	1. 全面评估老年多重用药患者的年龄、经济条件、受教育程度、具体病情等特点,并综合考虑社会层面的影响
	2. 早期评估老年患者药物管理能力,目前评估药物管理能力的 2 种最佳评估工具为用药方案独立评估量表、药物管理能力评估量表
	3. 早期评估老年患者多重用药认知功能状态
	4. 评估居家老年患者多重用药管理的长期支持需求
	5. 评估老年多重用药患者对所服药物的知晓程度
管理支持	6. 成立安全用药团队,建立老年人用药档案,对老年患者多重用药进行规范化、连续性管理
	7. 住院期间开展自我用药管理训练,改善居家用药管理效果
	8. 结合老年多重用药患者的观点与偏好,及其日常管理药物的习惯、生活节奏和家庭环境,为居家老年人提供更容易接受的个性化药物管理方案
	9. 应优化医院-居家过渡期间老年多重用药患者的药物管理方案,并帮助患者整理药物清单,清单内容包括所使用药物、剂量、给药途径、频次、用药疗程、注意事项等
	10. 保证用药信息的连续性,与患者、照护者以及转移的其他医疗机构共享用药信息,系统地获取、验证、记录用药清单,并及时更新,以保持用药信息的准确性
	11. 建立随访机制,与患者保持长期良好沟通,定期通过家访、电话随访、药剂师咨询等方式监测患者居家用药情况
	12. 定期对出院后的老年多重用药患者进行用药安全审查,审查内容包括患者的用药清单、药物的来源和途径、新开药的原因以及患者服药依从性
	13. 开展社区护理联合工作,共同为老年多重用药患者提供药物管理支持
	14. 鼓励家庭成员参与,共同促进用药安全
教育	15. 应对老年多重用药患者及照护者进行充分的全程用药教育(主要内容包括药物名称、用途、剂量、服用时间、给药途径和药物不良反应),尤其是在新开具医嘱和出院等重点环节
	16. 应指导老年多重用药患者采用非药物策略治疗常见症状(如失眠、便秘等),以减少不必要药物的使用

（续表）

项目	内　　容
自我管理	17. 在家属及护理人员的帮助下开展居家用药自我管理计划
	18. 推荐使用特殊设计的标签、药盒或建立用药日程表等方式来改善患者用药安全
	19. 患者应及时记录用药情况（品种、剂量、频率等）、不适或不良反应、健康指标（如血压、血糖、血脂等）

（一）医生

包括：①联合用药应注意剂量个体化。老年人用药反应的个体差异比年轻人更为突出，用药要遵循从小剂量开始，逐渐达到适宜的个体最佳剂量。②联合用药应"少而精"。能单药治疗，不联合用药；在保证疗效的情况下，联合用药时尽量减少用药的数量，优先选择相互作用少的药物。③根据各种药物时间生物学和时辰药理学的原理，选择药物各自的最佳服药剂量和时间，延长联合用药的时间间隔，在保证疗效的同时，降低药物相互作用的风险。④向患者告知所处方药物的不良反应及发生药物相互作用的可能性。

（二）药师

包括：①推广由药师和临床医生共同参与临床治疗团队的模式，鼓励药师参与临床查房、会诊和药物治疗工作。药师在充分知晓患者病情的前提下，参与药物治疗方案的制订，监测疗效、安全性及患者教育。②强化药师对用药安全共同负责的理念，认真审核处方或医嘱，识别潜在的用药风险或错误，减少老年患者的药源性损害。③向患者讲解如何发现药物的严重不良反应。

（三）患者及家属

包括：①鼓励老年患者按时门诊随访，知晓自己健康状况，一旦出现药物治疗相关不良事件，及时就诊。有条件者设立个人专用药物记录本以记录用药情况及不良反应/事件。②家属要协助患者提高用药依从性。老年人由于记忆力减退，容易漏服、多服、误服药物，以致难以获得疗效或加重病情。家属需定时检查老年患者用药情况，做到按时、按规定剂量服药。③教育老年患者及其家属避免随意自我药疗。不宜凭自己的经验自作主张，随便联合用药，包括处方药、非处方药物、中草药、食品添加剂和各类保健品。不要轻信民间"偏方""秘方"，以免造成药物-药物相互作用。

第二节 照护要点

 老年人用药原则

（一）受益原则

用药前需要评估用药适宜性，保证用药获益大于风险，也就是利大于弊。

（二）用药简单原则

老年患者用药品种宁少勿多，最好精简为 5 种以下。当用药超过 5 种时，就需要进行多重用药评估，考虑是否都是必要用药、药品不良反应、能否耐受等问题。

（三）小剂量原则

老年人用药要遵循从小剂量开始逐渐达到适宜于个体的最佳剂量。除有特殊说明外，根据中国药典的相关表述，60 岁以上的老年患者服药剂量应为药品说明书推荐成人剂量的四分之三。但老年人的个体差异很大，因此，要根据老年患者的年龄、体重、疾病状况、肝肾功能情况等进行剂量个体化调整。有条件的情况下，对部分药物进行必要的血药浓度监测。

（四）择时原则

服药要根据疾病的发作时间规律、药物代谢动力学和药效学的昼夜节律变化来确定最佳用药时间，只有这样才能在减少毒副作用发生的同时，最大限度地发挥药物的治疗效果。

（五）暂停用药原则

应严密观察老年患者的病情变化和药物反应，包括躯体、认知和情感方面的变化，一旦出现较严重的不良反应，要马上暂停用药，在医生的指导下，决定是否继续治疗。同时可借助药物不良反应因果关系评估方法判别是否与药物相关。

（六）饮食调节原则

多数老年人体内蛋白质比例降低，加之疾病、消瘦、贫血等原因均影响着药物的疗效，应当重视食物的营养选择与搭配。

（七）人文关怀原则

对老年用药应实行必要的监护，老年人长期自己管药用药易发生差错。关怀老年人，特别是关爱患有慢性疾病的老年人，对有效地发挥药物疗效至关重要。

 二　多重用药评估

（一）用药适宜性评估

目前，尚无成熟且统一的用于评价老年患者多重用药适宜性的评估工具。针对此方面，可参考包括潜在不恰当用药等评估方法，主要包括两类方法。

第一类是基于客观标准的明确方法：①Beers 标准。由老年人潜在不恰当用药、特定疾病状态下潜在不恰当用药、慎用药物、应避免的非感染性药物相互作用及基于肾功能应避免或减量服用的非感染性药物 5 个列表组成，是目前运用最广泛的老年人多重用药和合理用药的评价工具。②老年人不适当处方筛查工具（STOPP）和老年人处方遗漏筛查工具（START）：主要用于老年患者 PIM 的评估。③《中国老年患者潜在不适当用药判断标准（2017 版）》。以上评价标准各有侧重点，评价过程不需要太多的临床判断，其共性特点在于用药种类越多、药品风险越高。上述判断标准或准则可用于明确老年患者多重用药的潜在风险和注意事项，对于保证老年患者的用药安全十分必要。

第二类是基于主观判断的模糊方法，如药物适宜指数，该方法是针对患者所用药物提出 10 个问题：①药物有无适应证？②药物对该疾病是否有效？③剂量是否正确？④用法是否正确？⑤给药途径是否适宜？⑥是否存在临床意义的药物-药物相互作用？⑦是否存在临床意义的药物-疾病相互作用？⑧是否存在不必要的重复用药？⑨疗程是否合理？⑩该药物是否最为经济？该方法以患者为中心，可以使多重用药评估过程标准化，但要求具备扎实的专业知识和经验，更需要患者的配合和时间的投入。

（二）用药依从性评估

老年患者由于多重用药、认知功能减退、主观性强等因素，导致其服药依从性较差，主要表现为误服、忘服及随意增减药物种类或剂量等，不仅影响药物疗效，还会加重病情、导致医疗资源浪费。目前对于老年慢病患者用药依从性评估使用最广泛的评估工具为 Morisky 量表。

（三）药物不良反应评估和判别

老年多重用药患者是药物不良反应的高风险人群。如果发现急性药物相关问题，应确定安全停药、逐渐减量致病药物的优先次序，停药后密切监测初始症状的消失或恢复情况，并记录停药原因。老年患者多重用药所致的药物不良反应事件可借助药物不良反应因果关系评估方法进行判别，评价多重用药与患者不适症状间的关系，避免"处方瀑布"，减少多重用药。药物不良反应因果关系的判别是药物不良反应报告过程中的一个重要步骤，以评估发生的药物不良事件是否与目标药物相关，需评估相关程度有多少，是否与其他药物、疾病进程紧密相关等，以避免处方级联的发生。

（四）药物间相互作用评估

药物间相互作用是多重用药评估工作中的一项重要内容。药物间相互作用评估更多关注 2 种或者 2 种以上的药物同时使用时发生的药效学或药动学方面的改变，因此多重用药中针对药物间相互作用进行评估对保障老年患者的安全用药尤为重要。建议参照药物间相互作用数据库（如 UpToDate 软件中 Lexicomp 数据库）的标准，采用信息化的手段将药物间相互作用级别分为 5 级：X 级，避免使用；D 级，调整方案；C 级，监测下使用；B 级，无需调整；A 级，未报道相互作用。可借助信息化技术手段，将老年人多重用药评估工具融入处方前置审核系统和医师工作站，规范临床合理用药，做到老年人多重用药管理的同质化、规范化和标准化。

 药物重整

药物重整是将患者的用药医嘱与其所服用的药物进行对比分析的一个过程。这种药物的重整过程可以避免如漏服、重复给药、剂量错误或药物相互作用的等用药错误。药物重整应该在每次开新药医嘱或重写现有医嘱的医疗照护转换中完成。这种照护转换包括患者医治的环境、转科、医师或护理等级的改变。药物重整过程包含五个步骤：①列出目前患者已使用的药物治疗清单；②列出将新开的药物治疗清单；③对比分析两个清单；④依据比较做出临床使用药物清单；⑤将新的清单与相关的护理人员与病人沟通交流。药物重整工作流程如图 17-1 所示。

 多重用药宣教

用药宣教是减少老年人多重用药的重要举措，宣教内容包括用药的原因、药

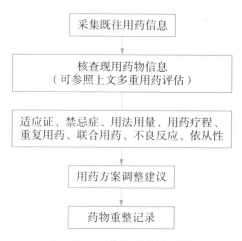

图 17-1 药物重整流程图

物的疗效、用法用量、使用方法、不合理用药的危害、药品的储藏管理等内容。

（一）不同药物的服用时间

空腹、餐前、餐时、餐后和睡前服药是目前主要的 5 类口服用药时间。

空腹一般指餐前 1 小时或餐后 2 小时，有些药物的吸收会受到消化道内食物的影响，因此空腹服用有利于吸收，如诺氟沙星、罗红霉素、恩替卡韦、左甲状腺素钠、阿仑膦酸钠。

餐前一般指饭前 15～30 分钟服用，餐前服用药物的主要目的是更好地发挥药效，包括质子泵抑制剂，如泮托拉唑，餐前半小时服用以抑制餐后胃酸分泌；促胃肠动力药，如多潘立酮，餐前 15～30 分钟服用以达最佳疗效；胃黏膜保护剂，如胶体果胶铋，饭前半小时服用以形成胃壁保护膜；磺酰脲类降糖药如格列齐特、格列吡嗪、格列美脲。

餐后一般指饭后 15～30 分钟服用，餐时一般指进餐少许后服药，药服完后可继续用餐。餐中服用可加速药物吸收或减少不良反应，如降糖药二甲双胍，餐中或餐后服用可减少胃肠道反应；阿卡波糖，与第一口饭同时服用，以降低餐后血糖；抗骨关节炎药氨基葡萄糖，餐中或餐后服用，减少胃肠道不适。

睡前一般指睡前 15～30 分钟服用，按照昼夜节律，晚上睡前服用效果更佳。治疗哮喘药物孟鲁司特钠，睡前半小时服用效果好，因哮喘多在夜间、凌晨发作；抗过敏药氯苯那敏、西替利嗪等具有嗜睡的不良反应，宜在睡前半小时服用。

药品的服用时间除了考虑不同药物的药理作用、药物吸收与代谢等特点外，还要因人而异,不能一概而论。例如,降压药,推荐晨起空腹服用,是因为健康成年人的夜间血压水平较日间降低 10%～20%(杓型血压节律),但老年高血压患者常伴有血压昼夜节律的异常,应监测患者 24 小时血压水平调整用药时间。

（二）不同剂型的服用方法

片剂类药物:肠溶片、缓释片或控释片类的药物不宜掰开服用,掰开后会影响药效,甚至使药物失去作用。有些片剂药物上会有刻痕,目的是提示沿此刻痕分开药物,不会影响药物缓控释技术。老年人在切分药片时可以借助分药器,方便使用。

吸入剂:先把口里边的气都呼出去,然后用嘴巴吸入的口包住,用力往里吸。吸完之后要憋气 5～6 秒,让药粉沉入肺中,然后再慢慢地吐气;有些治疗哮喘、过敏的吸入剂里含有激素成分,为避免口腔内残留激素在使用吸入剂后应漱口吐掉。

胶囊和药片要分开服用,服用胶囊类药物时低头服用更好吞咽;忌用热水送服,因为胶囊壳遇到热水可能会溶化,易粘在咽后壁,让人产生不适感,造成剧烈的咳嗽,甚至严重的憋喘;肠溶胶囊的外壳是只在肠液内溶解释放,如果盲目去掉胶囊外壳,失去肠溶功能,会使药物提前在胃内吸收,影响药效。

（三）漏服药物

通用原则为"1/2 补服原则":如果发现漏服的时间是在两次用药间隔 1/2 时间以内,按原剂量即刻补服,下次服药仍按原时间进行;如果发现漏服时间已超过用药间隔的 1/2,一般不需要再补服。切记若无医护人员专业指导,不可一次服用双倍剂量,这样会增加药物不良反应,甚至引发药物中毒。而降压药、降糖药的补服,除了遵循药物补服通用原则外,还需关注血糖、血压变化,若波动较大,应立即补服,并顺延下次服药时间。

（四）药物储存

一般药品说明书上会注明药物相应的储存方式,储存条件一般涉及储存温度、是否需要避光等方面。

储存温度,需要明确四个常用说法的含义。

常温:温度在 10～30℃的环境。

冷处:温度在 2～10℃的环境。适宜位置是冰箱冷藏室。

阴凉处:温度不超过 20℃的环境。

凉暗处:避光并且温度不超过 20℃的环境。

遮光则要求用不透光的容器包装,如棕色容器或黑纸包裹的无色透明、半透明容器。

对老年多重用药患者的宣教还需要结合生活方式指导,只有保持良好的生活方式才能更好地缓解慢性疾病对老年患者生活的影响,减少患者对药物治疗的过分依赖,通常包括心理疏导、饮食干预、运动指导、定期随访复查。

第三节 照护清单

（1）定期保存所有药物使用的最新清单。该清单应包括所有处方药和非处方药,以及保健品、膳食补充剂。

（2）每次门诊随访和护理过渡时,根据患者实际服用的药物更新药物清单。

（3）核实患者药物使用的剂量、频次、方法及存储情况,确保患者正确用药。

（4）为老年人建立每日用药时间卡或使用药盒等智能设备,提醒老年人服药。

（5）定期清理老年人家庭药箱,建议每3个月检查整理一次家庭药箱。

（6）定期评估用药依从性。

（7）在适当的条件下,应鼓励非药物治疗,比如保持心情愉快、戒掉不良嗜好、均衡饮食、适当运动。

常见药物服用时间如表17－2～17－6所示。

表 17－2 常见药物服用时间表（清晨服用）

药品类别	代表药品名称	说　明
糖皮质激素	可的松、氢化可的松、泼尼松、泼尼松龙等	早晨7～8时给药,可以减少对下丘脑-垂体-肾上腺皮质系统的反馈抑制
抗抑郁药	氟西汀、帕罗西汀	抑郁、焦虑、猜疑等症状常表现为晨重晚轻
双磷酸盐	阿仑膦酸、利塞膦酸、米诺膦酸、氯膦酸二钠等	必须在第一次进食、喝饮料或其他药物之前至少30分钟,用白水送服。矿泉水、食物、药物可能会降低本药吸收 服药后需保持直立姿势至少30分钟,避免躺卧,以防药物刺激食管
甲状腺素	左甲状腺素等	早餐前半小时,空腹将一日剂量一次性用适当液体送服,食物降低吸收 避免与钙剂、铁剂、豆制品同服,至少间隔4小时,以防吸收干扰

（续表）

药品类别	代表药品名称	说　明
降压药	卡托普利、培哚普利、阿利沙坦酯、贝尼地平、西尼地平、马尼地平、巴尼地平等	通常应在早晨服用降压药。除非明确需要控制夜间血压升高,不应常规推荐睡前服用降压药 卡托普利、培哚普利、阿利沙坦酯:每日早餐前服用,以免因食物影响而减少药物吸收 贝尼地平、西尼地平、马尼地平、巴尼地平:早餐后服用
利尿药	氢氯噻嗪、吲达帕胺、呋塞米等	避免夜间排尿次数过多
SGLT2i	恩格列净、卡格列净、达格列净、艾托格列净等	促进尿糖排泄,有渗透性利尿作用,宜晨服

表 17‐3　常见药物服用时间表(餐前服用)

药品类别	代表药品名称	说　明
肠溶制剂	标准桃金娘油肠溶胶囊、二甲双胍肠溶片等	胃在空腹状态下更容易将药物送入小肠,从而有助于药物更好地发挥作用 ——请以说明书为准!
胃黏膜保护药	硫糖铝、枸橼酸铋钾等	餐前 1 小时及睡前服用,可充分地附着于胃壁,形成一层保护屏障
	瑞巴派特等	通过增加胃黏膜前列腺素发挥胃黏膜保护作用,早、晚餐前及睡前服用,餐后吸收缓慢
	吉法酯、替普瑞酮等	通过增加胃黏膜前列腺素发挥胃黏膜保护作用,餐前或餐后 2 小时服用
促胃动力药	甲氧氯普胺、多潘立酮、西沙比利、莫沙必利等	餐前 15～30 分钟服用,利于促进胃蠕动和食物向下排空,帮助消化
质子泵抑制剂	奥美拉唑、雷贝拉唑、泮托拉唑等	每天 1 次早餐前 0.5 小时服用;每天 2 次,第二次于晚餐前 0.5 小时服用
β受体阻滞药	酒石酸美托洛尔片等	应空腹服药,进餐时服药可使美托洛尔的生物利用度增加 40%
抗血小板药	阿司匹林肠溶片等	饭前用适量水送服,减少胃肠道反应
抗菌药	阿奇霉素胶囊等	餐前 1 小时或餐后 2 小时服用
	左氧氟沙星等	餐前 1 小时或餐后 2 小时服用
促胰岛素分泌剂	格列本脲、格列美脲、格列吡嗪等	餐前 30 分钟内服用,利于降低餐后血糖,减少低血糖风险

(续表)

药品类别	代表药品名称	说　明
	瑞格列奈等	主餐前 15 分钟内服用
抗病毒药	伐昔洛韦等	餐前 1 小时服用,用药期间多饮水,防止阿昔洛韦在肾小管内结晶沉淀

表 17-4　常见药物服用时间表(餐中服用)

药品类别	代表药品名称	说　明
降糖药	二甲双胍普通片、缓释片等	餐中或餐后服用,减少对胃肠道的刺激和不良反应
	阿卡波糖、米格列醇、伏格列波糖等	抑制多糖、寡糖、双糖降解和吸收,减少不良反应
α1、β 受体阻滞药	卡维地洛等	须和食物一起服用,以减慢吸收,降低体位性低血压的发生
降脂药	非诺贝特等	每日 1 次,与食物同服,以增加吸收,减少胃肠刺激
分子靶向抗肿瘤药	甲磺酸伊马替尼等	进餐时服用,并饮一大杯水,以使胃肠道紊乱的风险降到最小

表 17-5　常见药物服用时间表(餐后服用)

药品类别	代表药品名称	说　明
抗骨关节炎药	硫酸氨基葡萄糖等	进餐后服用,以减少胃肠道刺激
H2 受体阻断剂	西咪替丁、雷尼替丁、法莫替丁等	餐后服用能抑制食物刺激引起的胃酸分泌,睡前服用能抑制夜间基础胃酸的分泌
非甾体抗炎药	阿司匹林、吲哚美辛、尼美舒利、布洛芬、双氯芬酸等	非肠溶制剂应餐后服用,以减少对胃肠道刺激
维生素	维生素 A、维生素 D 等	维生素 A,D 属于脂溶性维生素,餐后服用利于吸收
	维生素 B_2 等	维生素 B_2 可引起恶心、呕吐、胃不适等胃肠道反应,宜饭后服用
消化酶类	复方消化酶片、复方消化酶胶囊等	含淀粉酶、蛋白酶、肠溶胰酶颗粒、熊去氧胆酸等,饭后服
	复方消化酶胶囊(Ⅱ)等	胶囊内容物为双层包衣小颗粒,内层为肠溶胰酶,外层为胃溶胃蛋白酶。餐前 15 分钟服用

(续表)

药品类别	代表药品名称	说　明
补钙剂	碳酸钙等	餐后1小时左右服用。进餐后,胃会分泌大量的胃酸,有助于碳酸钙片中的钙离子解离,利于吸收

表 17-6　常见药物服用时间表(睡前服用)

药品类别	代表药品名称	说　明
平喘药	孟鲁司特等	哮喘患者:每晚1次,哮喘多在凌晨发作,睡前服用止喘效果更好 过敏鼻炎患者:每天1次,按需服哮喘+过敏鼻炎患者:每晚1次
	布地奈德/福莫特罗吸入剂等	每天1次:白天加重,早晨用;夜间加重,睡前用 每天2次:早晨1次,夜间1次
他汀类降脂药	辛伐他汀、普伐他汀、氟伐他汀	肝脏合成胆固醇的高峰时间在夜间,睡前服药有助于提高疗效
	洛伐他汀	晚餐时服用,空腹时吸收减少30%
	匹伐他汀	晚饭后口服
	阿托伐他汀、瑞舒伐他汀	半衰期长,能抑制24小时胆固醇合成,可每日任意时间服用
抗过敏药	苯海拉明、异丙嗪、氯苯那敏、赛庚啶、酮替芬等	服后易出现嗜睡、困乏,睡前服用安全并有助于睡眠
	西替利嗪等	西替利嗪有一定的嗜睡副作用,每日1次,可于晚餐时服用

(钱皎　邓敏)

··· 参考文献 ···

[1] 程婷,涂惠,郭婷,等.老年患者多重用药管理的最佳证据总结[J].中华护理教育,2023,20(2):217-222.

[2] 国家重点研发项目(2018YFC2002400)课题组,中国老年医学学会医养结合促进委员会.高龄老年共病患者多重用药安全性管理专家共识[J].中华保健医学杂志,2021,23(5):548-554.

[3] 沈杰,高宁舟,郑松柏,等.老年人多重用药评估与管理中国专家共识(2024)[J].中华老年医学杂志,2024,43(3):269-278.

[4] 《医养结合机构衰弱老年人多重用药安全管理中国专家共识(2022版)》编写组,中国老

年医学学会医养结合促进委员会.医养结合机构衰弱老年人多重用药安全管理中国专家共识(2022 版)[J].中华保健医学杂志,2022,24(5):355-362.

[5] 中国老年保健医学研究会老年内分泌与代谢病分会,中国毒理学会临床毒理专业委员会.老年人多重用药安全管理专家共识[J].中国糖尿病杂志,2018,26(9):705-717.